YOUR SKIN

NATURKOSMETIK FÜR HAUT UND HAAR

SOPHIE THOMPSON

Für Jake

ZS Verlag GmbH
Kaiserstraße 14b
D-80801 München

www.zsverlag.de

Titel der Originalausgabe:
Skin Food by Sophie Thompson

First published in Great Britain in 2018 by Aster, a division of
Octopus Publishing Group Ltd,
Carmelite House, 50 Victoria Embankment,
London EC4Y 0DZ

Photography: Nassima Rothacker

Projektkoordination der deutschen Ausgabe: Julia Sommer
Satz und Redaktion der deutschen Ausgabe:
transtexas publishing services GmbH, Köln
Übersetzung: Lena Rütter
Lektorat: Ulrike Reinen
Producing: Jan Russok

Printed in China
ISBN 978-3-89883-860-3

YOUR
SKIN

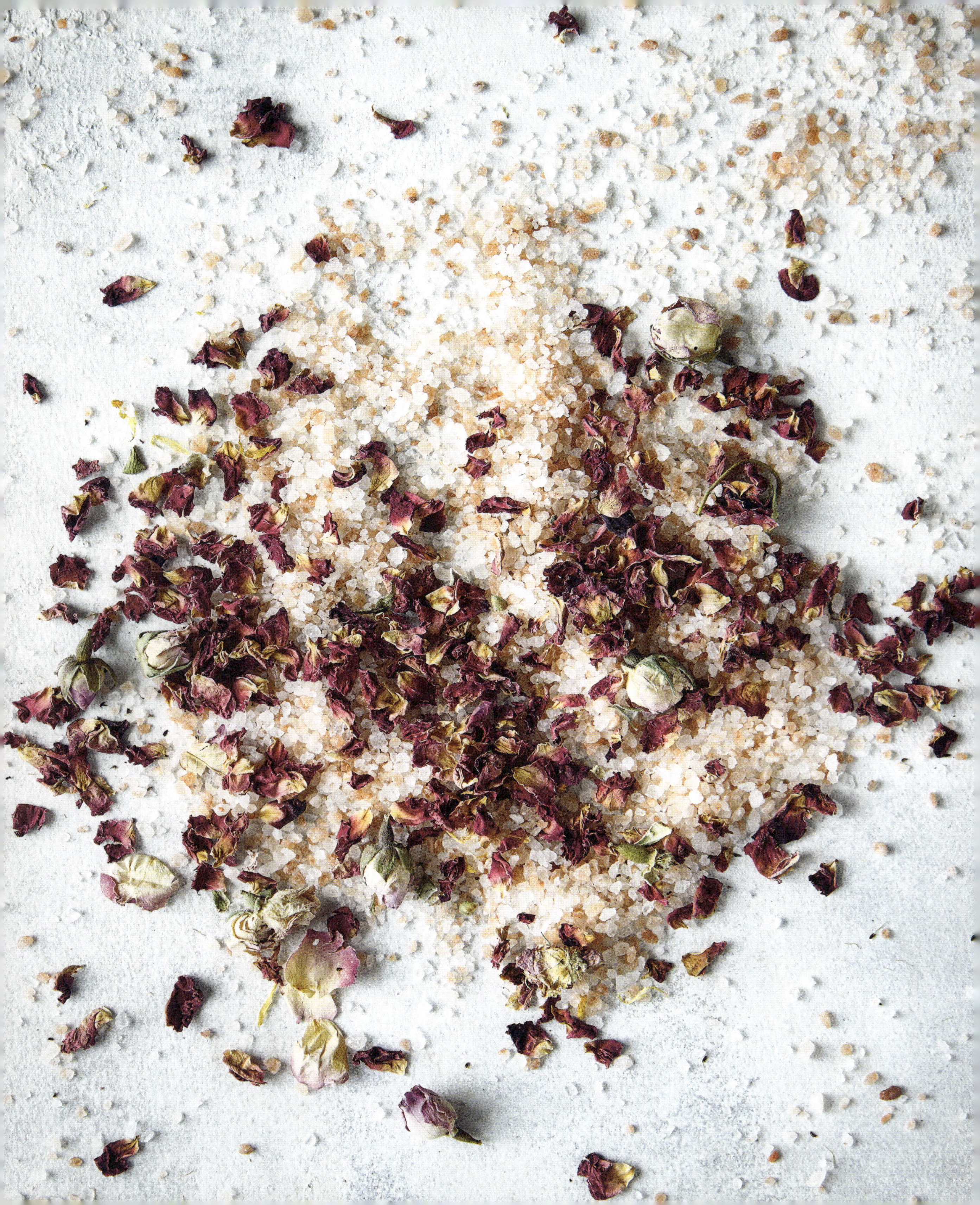

INHALT

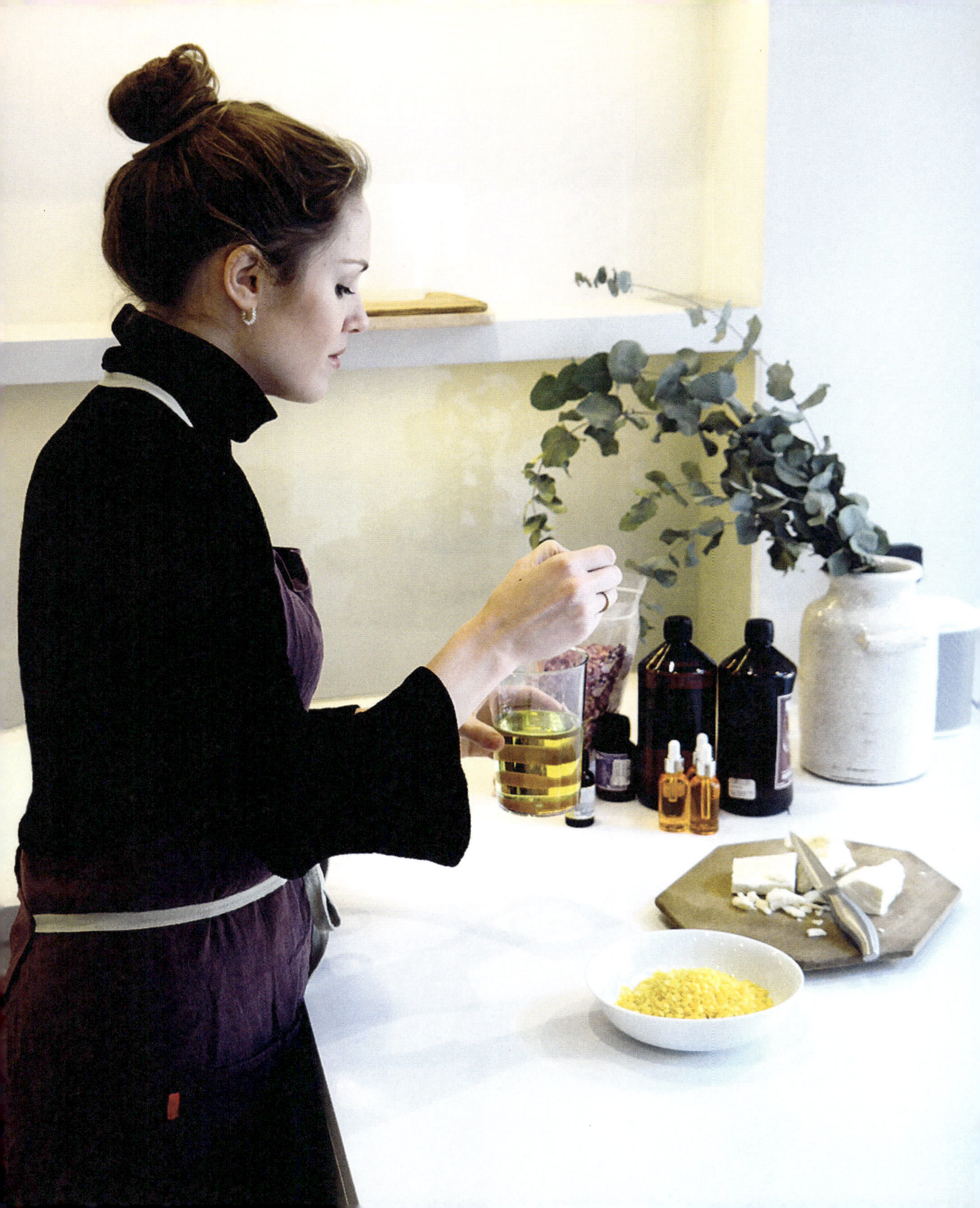

EINFÜHRUNG

WARUM NATÜRLICH?

Bis vor wenigen Jahren habe ich einfach nicht daran geglaubt, dass „natürliche" Hautpflegeprodukte wirklich etwas bewirken können. Ich litt unter problematischer Haut und hatte ständig mit Unreinheiten zu kämpfen, obwohl ich bereits Ende zwanzig war. Ich war mir ganz sicher – kein „natürliches" Mittel könnte mir helfen.

Während einer Indienreise im Herbst 2013 bekam ich wieder einen starken Pickelschub. Eine Hotelangestellte empfahl mir, mein Gesicht mit natürlichem Kokosöl zu reinigen, das sie und ihr Mann selbst produzierten. Zunächst befürchtete ich, mein Problem damit eher zu verschlimmern, probierte es schließlich jedoch aus – einerseits aus Höflichkeit und andererseits, weil ich nicht viel zu verlieren hatte. Nach zwei Tagen wurde meine Haut reiner und fühlte sich großartig an. Diese Erfahrung hatte mich überzeugt und ebnete den Weg für eine Entdeckungsreise in die Welt der natürlichen Hautpflege – eine Welt, die bisher eher vernachlässigt wurde.

Warum fand natürliche Hautpflege bisher so wenig Beachtung, zumal viele Menschen ein immer stärkeres Bewusstsein für ihre Ernährung entwickeln? Auch wenn Sie nicht gerade täglich einen grünen Smoothie trinken oder einen der ständig neu aufkommenden Ernährungstrends mitmachen, so verbringen Sie beim Einkauf doch sicherlich zumindest etwas mehr Zeit in der Gemüseabteilung. Daher wissen Sie auch, dass frische Lebensmittel besser für Ihre Gesundheit sind als jene mit vielen Zusatzstoffen und hohem Zucker- oder Salzgehalt. Wenn Sie also Ihrem Körper innerlich nicht zu viele Gifte und Chemikalien zumuten, warum sollten Sie diese dann über die Haut aufnehmen?

Wir sind uns der schädlichen Substanzen in den alltäglichen Pflegeprodukten einfach nicht bewusst, da dieser Aspekt durch die großen Kosmetikkonzerne meist nicht hinreichend kommuniziert wird. Wir lassen uns durch verführerische Produktnamen und verschlüsselte Zutatenlisten blenden. Selbst hinter der einfachen Bezeichnung „Parfum" können sich bis zu 200 verschiedene chemische Stoffe verbergen. Dabei sind Hersteller in keiner Weise verpflichtet, den Anteil jedes einzelnen Inhaltsstoffes offenzulegen. So werden Produkte mit „natürlichen" Bestandteilen beworben, die aber lediglich in sehr geringer Konzentration enthalten sind. Verbraucher haben oftmals keine Vorstellung davon, aus wie vielen synthetischen Füll-, Farb- und Konservierungsstoffen ihre Einkäufe bestehen. Dies ermöglicht Konzernen, Produkte in hoher Stückzahl zu niedrigen Kosten zu produzieren.

Heute teile ich mein Wissen um Hautpflege aus der Natur mit Leidenschaft. Es ist völlig unnötig, in kostspielige Produkte mit wohlklingenden Namen zu investieren. Aus diesem Grund gab ich meine Anwaltskarriere auf und gründete meine Firma Sister & Co. Skin Food. Das Programm aus natürlichen Kosmetikprodukten für die Haut, mit großartigen Superfoods aus aller Welt, beinhaltet kalt gepresste Bio-Pflanzenöle, natürliche Nussbutter und -milchsorten, Zucker, Salze, Tonerden, Wachse sowie reine ätherische Öle. Die mit Vitaminen, Mineralien, Fettsäuren und Antioxidantien vollgepackten Zutaten sind eine Wohltat für die Haut und kommen direkt aus der Natur. Sie reinigen und pflegen die Haut, verleihen unserem Haar mehr Spannkraft und pflegen sogar Nägel und Zähne. Höchste Zeit also, sich die Kraft der Natur zunutze zu machen.

Mit diesem Buch möchte ich aufzeigen, wie Sie Zutaten aus Ihrem Vorratsschrank dazu nutzen, Ihren Körper so zu pflegen, dass Sie sich in ihm wohlfühlen. Selbst gemachte Produkte sind speziell auf Ihre Bedürfnisse abgestimmt. Spielen Sie dabei mit Texturen und Düften ganz nach Ihrem Geschmack. Lassen Sie sich vom Weg in die natürliche Hautpflege überraschen und überzeugen!

Sophie

IHRE HAUT

Der natürliche Zustand Ihrer Haut sollte gesund sein. Um die Hautgesundheit zu bewahren, bedarf es einer gründlichen Reinigung und guten Feuchtigkeitsversorgung. Tote Hautzellen müssen regelmäßig entfernt werden, um die Zellerneuerung anzuregen. Hier kommen Hautpflegeprodukte ins Spiel. Ich bin überzeugt davon, dass Sie dem persönlichen Idealzustand Ihrer Haut ein ganzes Stück näherkommen, wenn Sie schädliche Komponenten aus Ihrem Pflegeprogramm durch unterstützende, natürliche Zutaten ersetzen.

Darüber hinaus verhindert eine gute Hautpflege die Schädigung von Zellen durch freie Radikale – winzige Moleküle, welche die Hautstruktur verändern, vor allem durch den Einfluss von Sonnenlicht und Umweltverschmutzung. Die Haut wird stumpf, trocken und entzündet sich leicht, was wiederum ihre vorzeitige Alterung beschleunigt. Das beste Mittel im Kampf gegen freie Radikale sind natürliche Hautpflegeprodukte, die voller Antioxidantien stecken und entzündungshemmende Eigenschaften besitzen – wodurch der Griff zu Chemikalien völlig überflüssig wird.

HAUTTYP

Sie haben sicher schon einmal ihren Hauttyp bestimmt und Eigenschaften wie trocken, fettig oder sensibel zugeordnet. Dieses Buch stellt Ihnen natürliche Zutaten vor, die sich zur Pflege Ihrer speziellen Hautbeschaffenheit eignen. Bitte bedenken Sie dabei, dass Hauttypen sich ändern können. Ihre Haut erneuert sich etwa alle 28 Tage, ältere Haut benötigt länger. Das Schöne an der Herstellung eigener Pflegeprodukte ist, dass Sie selbst Rezepte kreieren können – je nachdem, was Ihre Haut gerade benötigt.

LEBENSWEISE

Pflegeprodukte allein sind nur ein Schritt auf dem Weg zu schöner Haut. Wenn Sie den optimalen Zustand Ihrer Haut erhalten und sichtbare Zeichen der Hautalterung minimieren möchten, sollten Sie auch Ihren Lebensstil hinterfragen. Ernährung ist hier meiner Meinung nach der mit Abstand wichtigste Faktor. Die Haut ist unser größtes Organ und baut sich buchstäblich durch Nahrungsmittel auf – „Du bist, was du isst" scheint alles andere als nur eine leere Floskel zu sein. Daraus folgt, dass eine nährstoffreiche, ausgewogene Kost mit vielen antioxidativ und entzündungshemmend wirkenden Lebensmitteln gleichzeitig zu einem gesünderen Hautbild beiträgt.

Hervorragende Superfoods für die Haut sind fetter Fisch (Makrele, Lachs, Sardinen), grünes Blattgemüse (Spinat, Grünkohl), Nüsse und Saaten (Walnüsse, Paranüsse, Mandeln), Beerenobst (Erdbeeren, Brombeeren), Tomaten, Avocados, Süßkartoffeln, rote und gelbe Paprika, Zitrusfrüchte und Eier.

Zu den größten Feinden der Haut zählen Alkohol, Zucker und Koffein, da sie austrocknend wirken und Entzündungen hervorrufen. Äußerlich angewendet hingegen kann Kaffee die Haut sogar pflegen, wie Sie später in diesem Buch lesen werden (siehe Seite 98). Ich möchte Ihnen nicht davon abraten, komplett auf Kaffee, Wein oder Schokolade zu verzichten, sondern nur darauf hinweisen, dass Sie diese Genussmittel lieber in Maßen verzehren sollten.

Auch die Flüssigkeitszufuhr stellt einen Schlüsselfaktor in der Hautpflege dar. Die seit geraumer Zeit empfohlene Trinkmenge von zwei Litern Wasser täglich macht tatsächlich einen Unterschied und sorgt für pralle, strahlende und mit Feuchtigkeit versorgte Hautzellen. Ich persönlich denke, dass die Haut außerdem davon profitiert, wenn der Verzehr von Milchprodukten eingeschränkt wird. Als bei meinem Sohn im Alter von drei Wochen eine Kuhmilchallergie festgestellt wurde, musste ich gänzlich auf Milchprodukte verzichten. Kurz darauf konnte ich beobachten, wie sich mein Hautbild verbesserte.

Mein Rat: Ernähren Sie sich gesund. Trinken Sie zwei Liter Wasser am Tag. Versuchen Sie nachts acht Stunden zu schlafen. Schminken Sie sich vor dem Schlafengehen grundsätzlich ab. Machen Sie regelmäßig Sport, um die Durchblutung anzuregen und die Versorgung der Haut mit Nährstoffen zu unterstützen. Schützen Sie sich vor Sonne und **rauchen Sie nicht**, denn dadurch wird die Haut stumpf, trocken und anfälliger für vorzeitige Alterung.

GRUNDLAGEN

Sie benötigen keine umfangreiche Ausstattung, um mit der Herstellung Ihrer eigenen Hautpflegeprodukte zu beginnen. Schaffen Sie sich für den Anfang lediglich einige Grundzutaten an, darunter eine Auswahl an Trägerölen, Pflanzenbutter, Wachs, Zucker, Salz, ätherischen Ölen sowie frisches Obst und Gemüse, Kräuter und Gewürze. Wenn Sie die Kosmetika verschenken möchten, bietet sich auch der Einsatz getrockneter Blüten von Kamille, Lavendel oder Rose an, die leicht erhältlich sind und Ihr Produkt verschönern.

Die Rezepte in diesem Buch basieren auf meinen Lieblingskombinationen aus Träger- und ätherischen Ölen. Selbstverständlich können Sie diese entsprechend Ihrer eigenen Vorlieben und Hautbedürfnisse variieren. Zur Orientierung finden Sie auf den Seiten 12–14 nähere Informationen zu den vielseitigen Eigenschaften der unterschiedlichen Öle.

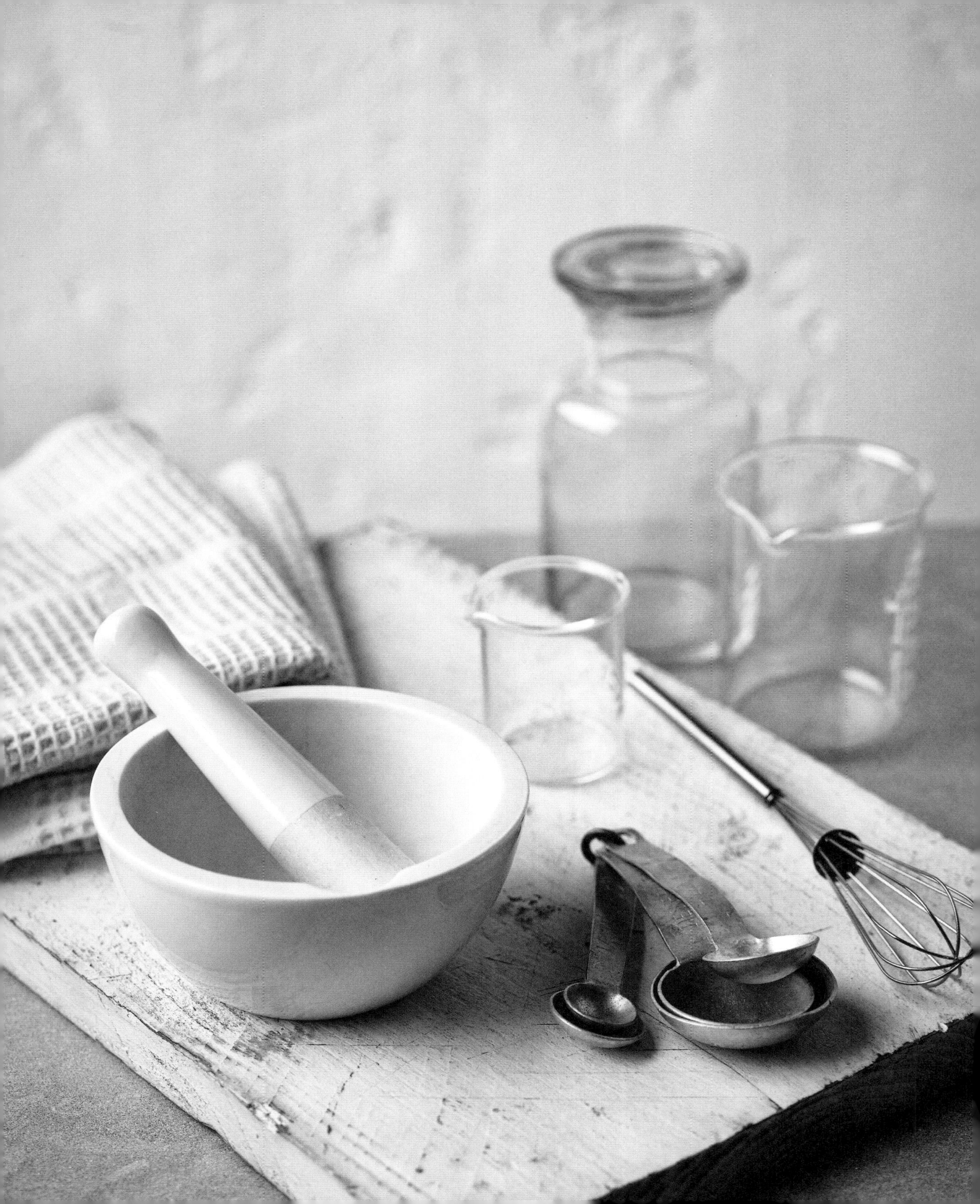

AUSSTATTUNG

ALUMINIUMLÖFFEL
Aluminium ist von Vorteil, da Holz einen Nährboden für Bakterien bildet.

COCKTAILSPIESSE
Praktisch zum Einrühren ätherischer Öle in Produkte mit geringem Inhalt.

EISWÜRFELBEHÄLTER UND SILIKONFORMEN
In Eiswürfelformen können Sie Badezutaten herstellen (siehe Seite 126 und 130). Größere Silikonformen hingegen eignen sich für Badeseife (siehe Seite 137).

GLASTIEGEL UND -FLASCHEN
Zum Lagern der Hautpflegeprodukte eignen sich am besten braune Glasbehälter, da diese vor Sonnenlicht schützen. Klares Glas hingegen ist besser, wenn der Inhalt erkennbar sein soll. Die Rezepte in diesem Buch sind ausgelegt für 15-ml-Balsamtiegel (oder -Aluminiumdosen), 60-ml-Salbentiegel, 30-ml-Pipettenflaschen, 100-ml-Sprühflaschen und 100-ml-Pumpspender. Einmachgläser sind eine schöne Möglichkeit, Peelings und Salze aufzubewahren.

MESSBECHER

SCHNEIDEBRETT
Zum Schneiden von Pflanzenbutter und anderen festen Zutaten.

SCHÜRZE
Bei der Herstellung von Hautpflegeprodukten kann auch mal etwas danebengehen. Tragen Sie daher eine Schürze, um Ihre Kleidung zu schützen.

SCHÜSSELN
Stellen Sie sich Schüsseln zurecht, die Sie ausschließlich zur Herstellung Ihrer Hautpflegeprodukte nutzen, denn manche Zutaten wie Bienenwachs lassen sich nur schwer vollständig entfernen.

SPATEL

STABMIXER
Zum Schlagen cremiger Pflanzenbutter und Salben sowie zum Vermengen frischer Zutaten. Sie können auch einen Standmixer oder eine Küchenmaschine verwenden, der Stabmixer eignet sich jedoch besser für kleine Mengen.

WAAGE
Zum Abwiegen größerer Mengen fester Rohstoffe wie Kokosöl. Kleinere Mengen werden in den Rezepten der Einfachheit halber in Tee- oder Esslöffeln angegeben.

WASSERBAD
Ein hitzebeständiges Gefäß, das über einen Topf mit köchelndem Wasser gestellt wird. Zum schonenden Schmelzen von Pflanzenbutter oder Wachs.

WICHTIGSTE ZUTATEN

Im Folgenden werden die wichtigsten Zutaten aus den Rezepten dieses Buches mit ihren jeweiligen Eigenschaften vorgestellt. Viele dieser Produkte haben Sie wahrscheinlich bereits in Ihrer Küche vorrätig, andere werden Sie beschaffen müssen. Vielleicht befindet sich sogar ein auf natürliche Hautpflege spezialisierter Händler in Ihrer Nähe. Daneben gibt es auch gute Onlineshops, die Rohstoffe zu vernünftigen Preisen und mit kurzen Lieferzeiten anbieten (siehe Bezugsquellen auf den Seiten 140–141).

TRÄGERÖLE

Trägeröle werden aus den fetthaltigen Teilen einer Pflanze oder Frucht gewonnen – sprich aus Nüssen, Samen oder Kernen. Jedes dieser Öle besitzt spezielle therapeutische Eigenschaften und wird außerdem zur Verdünnung ätherischer Öle eingesetzt (siehe Seite 14), denn diese sollten niemals pur auf den Körper aufgetragen werden. Trägeröle „tragen" das ätherische Öl also buchstäblich auf die Haut.

Nachfolgend sind meine liebsten Trägeröle aufgeführt, wobei die Auswahl im Handel jedoch noch wesentlich größer ist. Achten Sie beim Kauf darauf, ein unraffiniertes, kalt gepresstes und wenn möglich aus biologischem Anbau stammendes Öl zu wählen. Damit stellen Sie sicher, dass es möglichst schonend sowie ohne Einwirkung von Wärme und Pestiziden verarbeitet wurde. So bleiben seine Nährstoffe weitestgehend erhalten.

Aprikosenkernöl Das sanfte Öl eignet sich für alle Hauttypen, insbesondere sensible Haut, und wird daher in der Baby- und Kinderpflege geschätzt.

Arganöl Reich an Vitamin E, das als Antioxidans freie Radikale bekämpft und die Haut verjüngt: Das leichte Öl zieht schnell ein und unterstützt die Haut dabei, ihre natürliche Fettproduktion zu regulieren. Es wird auch als wenig fettendes Haaröl verwendet.

Avocadoöl Mit seiner guten Penetrationsfähigkeit und einem hohen Anteil an Vitamin A, B1, B2, C, D und E sowie Magnesium, Kalium und einer Reihe essenzieller Fettsäuren ist Avocadoöl der ideale Begleiter für trockene und reife Haut.

Jojobaöl Dies ist ein weiteres leichtes Öl, das vor allem für fettige Haut geeignet ist, da es dem menschlichen Hautsebum (von den Talgdrüsen produziertes Fett) sehr ähnlich ist und der Haut dabei hilft, dessen Produktion zu regulieren.

Kokosöl Kokosöl verdankt seinen außergewöhnlichen Stellenwert in der Hautpflege vor allem den mittelkettigen Fettsäuren, darunter Caprin-, Capryl- und Laurinsäure, die antimikrobiell, antibakteriell sowie entzündungshemmend wirken und auch in der Muttermilch enthalten sind. Die feuchtigkeitsspendenden und pflegenden Eigenschaften bilden eine gute Basis für verschiedenste Hautpflegeprodukte. Kokosöl eignet sich auch hervorragend für die Haarpflege, da es bis in die Haarwurzeln vordringt. Besonders gut für trockene Hauttypen.

Macadamiaöl Eine reiche Quelle an Antioxidantien und Palmitoleinsäure, auch als Omega-7-Fettsäure bekannt, deren Anteil sich in der Haut mit zunehmendem Alter verringert. Daher eignet sich Macadamiaöl gut für reifere Haut. Bei lokalem Auftrag verbindet es sich mit den natürlichen Hautlipiden (Fetten), stärkt die Hautschutzbarriere und beugt einem Feuchtigkeitsverlust vor. Durch seine weich machenden Eigenschaften ist es auch ein besonders wertvolles Öl für die Fußpflege.

Mandelöl Dieses Öl pflegt besonders trockene, sensible oder gereizte Haut. Es ist reich an Fettsäuren, Mineralien und Vitamin A. Mandelöl macht die Haut weich und besitzt belebende sowie pflegende Eigenschaften.

Olivenöl Ein Klassiker in der Küche, der auch in der natürlichen Hautpflege glänzen kann – Olivenöl ist gehaltvoll und intensiv pflegend. Daher eignet es sich gut für trockene Haut und ist auch sehr empfehlenswert als Haaröl.

Traubenkernöl Ein leichtes Öl, das schnell einzieht und eine Reihe pflegender Fettsäuren und Mineralien enthält. Traubenkernöl kann bei fast allen Hauttypen eingesetzt werden und ist eine gute Alternative für Menschen mit Nussallergie.

Wildrosenöl Ein tolles Anti-Aging-Öl voller natürlichem Vitamin A und C für die Zellregeneration. Das Öl macht die Haut geschmeidig, wodurch die Sichtbarkeit von Falten verringert wird.

ÄTHERISCHE ÖLE

Ätherische Öle sind hochkonzentrierte natürliche Pflanzenbestandteile, das ganz spezielle Aroma jeder Pflanze. Sie eignen sich nicht nur zur Beduftung von Pflegeprodukten, sondern besitzen häufig auch pilzhemmende, antiseptische, antivirale oder antibakterielle Eigenschaften, durch die sich zahlreiche Vorteile für Haut, Körper, Gesundheit und Geist ergeben. Achten Sie darauf, ätherische Öle nur von seriösen Händlern zu beziehen, da enorme Qualitätsunterschiede bestehen.

Im Folgenden stelle ich Ihnen meine Favoriten unter den ätherischen Ölen und deren einzigartigen Eigenschaften vor. Entscheiden Sie selbst, welche Öle Sie miteinander mischen möchten, denn das ist das Schöne daran – Sie können Ihren ganz persönlichen Lieblingsduft kreieren. Sollten Sie über dieses Buch hinausgehende Inspiration benötigen, finden Sie im Internet zahlreiche Informationen zu verschiedenen Techniken sowie Tipps zur Kombination und Verwendung von Ölen.

Bergamotte Beflügelnder, zitroniger Duft; antibakteriell, antiviral und entspannend.

Eukalyptus Frisches, holziges, heilendes Aroma; stärkend, klärend, antibakteriell und antiviral.

Grapefruit Erfrischendes, zitroniges Aroma; adstringierend und hoch antioxidativ.

Jasmin Blumige, sommerliche, zarte, aber andauernde Duftnote; schmerzlindernd, nährend und aufheiternd; teuer im Vergleich zu anderen ätherischen Ölen.

Lavendel Zartes Blumen- und leichtes Kräuteraroma; entzündungshemmend, reinigend, entspannend und beruhigend.

Mandarine Intensives, an Orangen erinnerndes Aroma; stärkt das Immunsystem und beflügelt.

Pfefferminze Duftet erfrischend; entzündungshemmend, antibakteriell, kühlend und heilend.

Rose Wunderbar süßer, blumiger Duft; antibakteriell, antiviral, beruhigend, regenerierend und heilend. Wählen Sie zwischen destilliertem ätherischem Rosenöl und dem günstigeren Rosen-Absolue (siehe Seite 80).

Rosengeranie Frischer und sommerlicher Duft; reguliert die natürliche Talgproduktion der Haut.

Rosmarin Holziges, frisches und stärkendes Kräuteraroma; stimuliert den Blutfluss und fördert die Konzentration, antibakteriell, eignet sich gut zur Haarpflege.

Weihrauch Exotisches Aroma; Anti-Aging-Eigenschaften, entspannend, beruhigend.

Zitronengras Frischer, zitroniger und exotischer Duft; antiseptisch und antiviral.

HINWEISE ZUR NUTZUNG ÄTHERISCHER ÖLE

Ätherische Öle sind äußerst wirksam, daher ist bei der Verarbeitung Vorsicht geboten. Bitte beachten Sie diese einfachen Empfehlungen:

- Verdünnen Sie ätherische Öle vor der Verwendung immer mit einem Trägeröl (siehe Seite 12–13). Tragen Sie ätherische Öle **niemals** unverdünnt auf die Haut auf. Geben Sie die Öle nicht einfach ins Badewasser oder in ein wasserbasiertes Produkt, denn sie sind nicht wasserlöslich. Die Rezepte in diesem Buch enthalten nie mehr als eine einprozentige Verdünnung, die nach Aromatherapiestandards als absolut unbedenklich für die meisten Menschen eingestuft wird.
- Für Schwangere oder stillende Frauen sowie Babys, Kinder und ältere Menschen gelten strengere Vorsichtsmaßnahmen bei der Verwendung ätherischer Öle. Holen Sie den Rat eines Experten ein, wenn Sie Kosmetik für eine dieser Personengruppen herstellen möchten oder sonstige Bedenken haben.
- Einige Rezepte, wie die Herstellung von Lippen- oder Körperbalsam, erfordern das Schmelzen von Wachs und Pflanzenbutter im Wasserbad (siehe Seite 11). Wenn Sie den geschmolzenen Rohstoffen ätherische Öle beimischen möchten, warten Sie, bis diese ein wenig abgekühlt sind. Sonst besteht die Gefahr, dass die ätherischen Öle verdampfen.

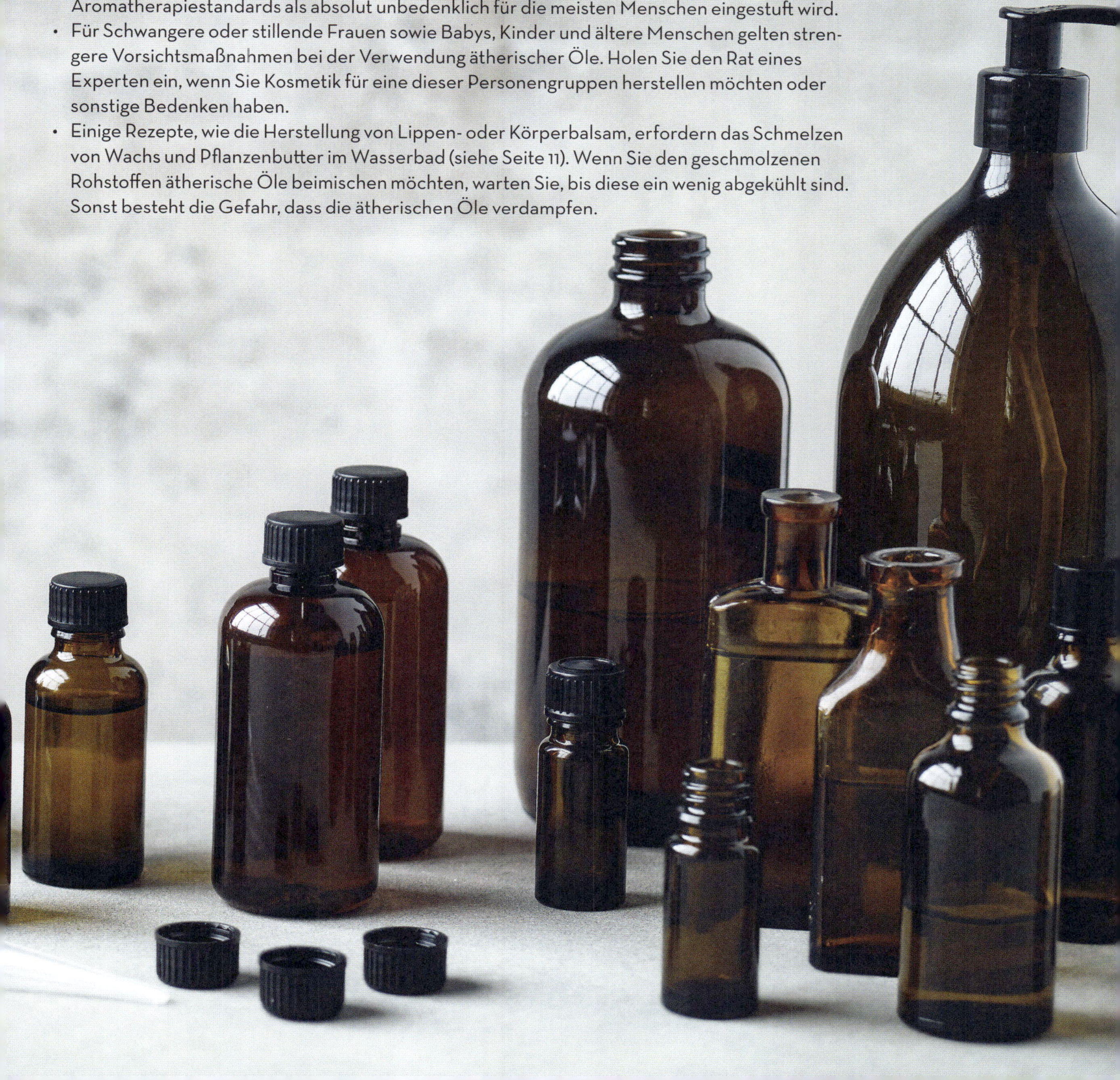

PFLANZENBUTTER

Obwohl es im Handel eine große Auswahl kosmetischer Pflanzenbuttersorten gibt – von Mango über Avocado bis hin zu Produkten aus Mandeln –, verwende ich lieber unraffinierte Sorten wie Shea- und Kakaobutter, da diese im Vergleich zu anderen Sorten ohne viele Verarbeitungsschritte gewonnen werden können. Die Wahl von Produkten in Bioqualität dient als zusätzlicher Qualitätsgarant.

Kakaobutter Aus der einfachen Kakaobohne gewonnen, ist diese Butter ein wunderbarer Hautschmeichler voller Vitamine und Nährstoffe zur Verbesserung der Hautelastizität und zur Stärkung der Zellstrukturen. Dies sorgt für eine geschmeidige Haut. Kakaobutter besitzt außerdem ein herrliches schokoladiges Aroma.

Sheabutter Schon seit Jahrhunderten verwenden afrikanische Frauen dieses cremefarbene, aus der Frucht des afrikanischen Karitébaums gewonnene Fett *(Vitellaria paradoxa)*. Mit einer einzigartigen Kombination aus hautverwöhnenden Fettsäuren sowie den Vitaminen A und E erhöht Sheabutter den Feuchtigkeitsgehalt der Haut und macht sie schön zart. Sie wirkt außerdem entzündungshemmend und unterstützt den hauteigenen Heilungsprozess.

TONERDE

Tonerde besteht aus natürlichen Mineralien, die beim Kontakt mit Wasser hochabsorbierend reagieren, Giftstoffe an sich binden und diese aus der Haut ziehen. Dabei können die Absorptionseigenschaften variieren. Der hohe Mineralstoffgehalt schützt und pflegt die Haut. Im Handel sind mehrere Arten von Tonerde für unterschiedliche Hautbedürfnisse erhältlich. Weiße Tonerde und Lavaerde zum Beispiel sind ideal für trockene bis normale Haut, während Französische Grüne Tonerde und Bentoniterde besser für fettige Haut geeignet sind.

WACHSE

Bienenwachs Ein ausgezeichneter Rohstoff für die natürliche Hautpflege, mit dem man Öl in eine Salbe oder einen Balsam verwandeln kann. Bienenwachs wirkt sowohl heilend als auch feuchtigkeitsspendend. Es schützt die Haut vor äußeren Einflüssen und wird deshalb in Lippenpflegeprodukten eingesetzt. Wenn Sie ein sehr helles Produktergebnis anstreben, greifen Sie am besten zu gebleichtem Bienenwachs. Ich verwende immer die gelbe, ungebleichte Variante.

Karnauba- oder Candelillawachs Da Bienenwachs von Honigbienen erzeugt wird und damit für Veganer ungeeignet ist, stellen diese Zutaten tolle vegane Alternativen dar. Während Karnaubawachs aus den Blättern der Karnaubapalme *(Copernicia prunifera)* gewonnen wird, stammt Candelillawachs aus den Blättern und Stängeln des Candelilla-Strauches (*Euphorbia cerifera* und *E. antisyphilitica*).

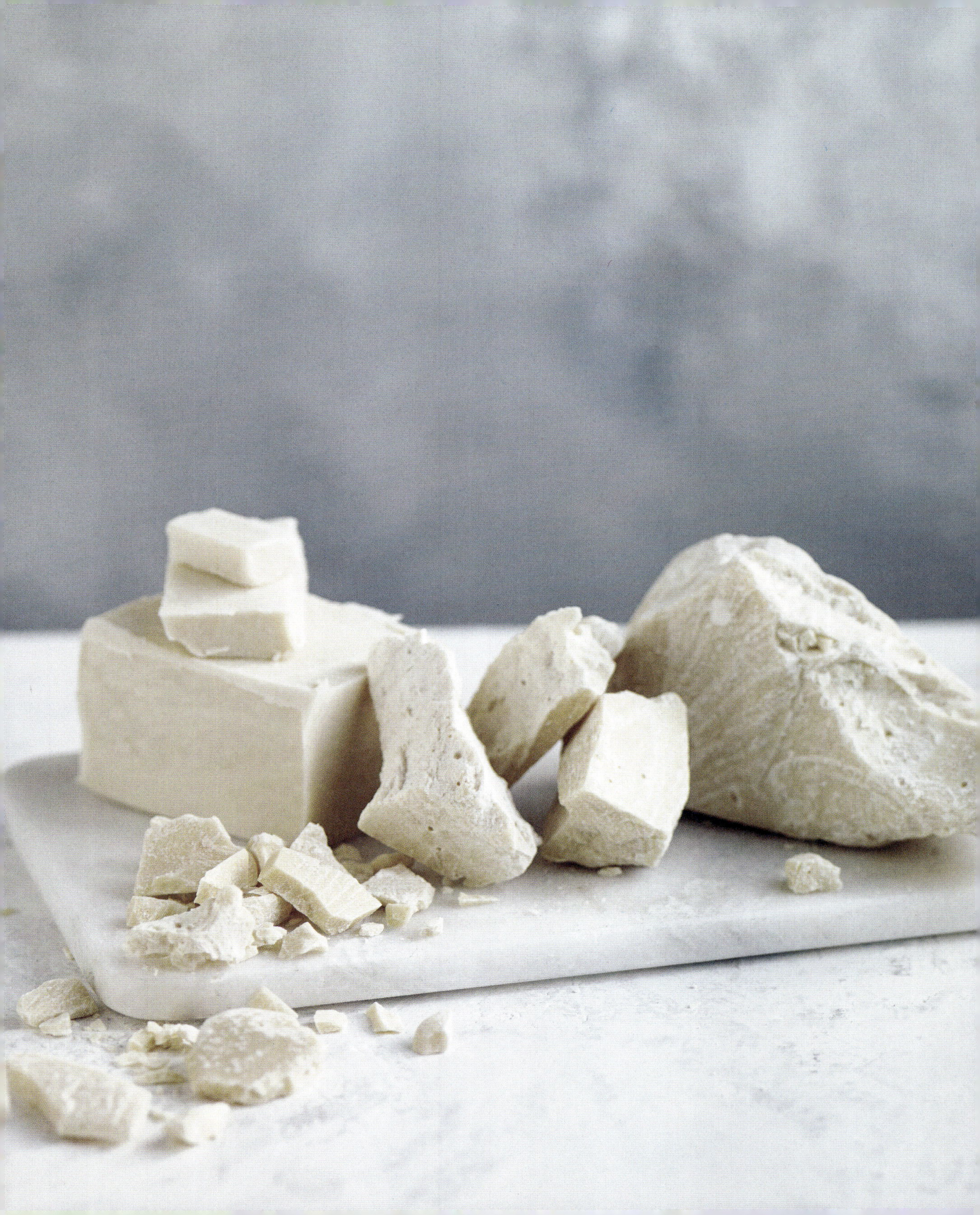

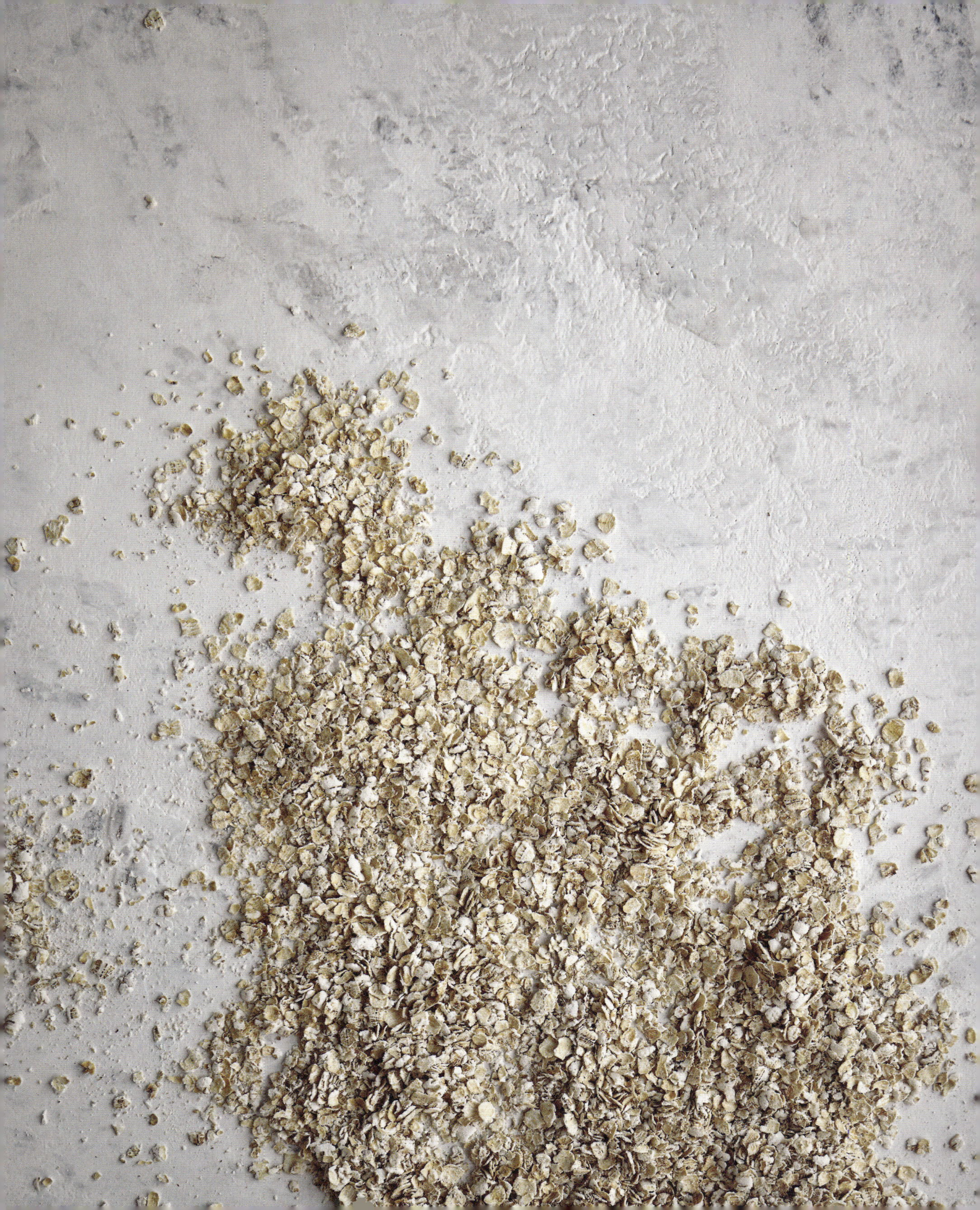

ZUTATEN AUS DEM VORRATSSCHRANK

Apfelessig Enthält natürliche Säuren, welche die Durchblutung anregen und die Poren verfeinern. Damit ist Apfelessig hervorragend als Gesichtswasser geeignet. In der Haarpflege helfen die enthaltenen Säuren dabei, Fett und Produktrückstände zu entfernen. Wählen Sie die ungefilterte Variante mit Essigmutter – nützliche Bakterien und Säuren, die in pasteurisiertem Essig nicht mehr enthalten sind.

Gemahlene Mandeln Reich an Vitamin E, das als Antioxidans wirkt, hautschädigende Umweltgifte bekämpft und pflegt. Gemahlene Mandeln eignen sich hervorragend als natürliches Gesichts- und Körperpeeling, um sanft trockene Hautschüppchen abzutragen und die Zellerneuerung anzuregen. Wenn Sie keine gemahlenen Mandeln im Haus haben, zerkleinern Sie einfach ganze Mandeln (geschält oder ungeschält) in einem Standmixer zu einer sandartigen Masse. Achten Sie darauf, die Mandeln nicht zu lange zu verarbeiten, da sonst das Mandelöl austritt und Mandelbutter entsteht.

Haferflocken Eine natürliche Peelingzutat, die auch reinigende Eigenschaften besitzt. Haferflocken sind reich an Proteinen, komplexen Kohlenhydraten, Lipiden und Antioxidantien wie Vitamin E. Dadurch wirken sie feuchtigkeitsspendend, beruhigend und schützend. Haferflocken enthalten Saponine – chemische Komponenten auf Pflanzenbasis, die als natürliche Reinigungsmittel dienen und damit Schmutz und Unreinheiten von der Hautoberfläche entfernen. Fein gemahlene eignen sich am besten zur Gesichtspflege, da sie sanfter zur Haut sind, während gröbere Flocken vorwiegend in Körperpeelings eingesetzt werden.

Honig Der natürlich antibakterielle Honig wird wegen seiner heilenden Eigenschaften geschätzt und ist in der Lage, die Haut mit seiner hohen Nährstoffdichte zu regenerieren. Besonders trockene Haut profitiert von Honig, da er Feuchtigkeit bindet und speichert. Verwenden Sie in jedem Fall naturbelassenen Honig, da industriell hergestellte Sorten weniger heilende Enzyme und Nährstoffe enthalten. Roher Manukahonig ist zwar teuer, aber besonders nährstoffreich und eignet sich daher am besten für selbst gemachte Kosmetik (siehe Seite 113).

Salz Meersalz ist leicht erhältlich, macht die Haut geschmeidig und vitalisiert. Es wirkt außerdem desinfizierend. Mischen Sie es mit einem pflanzlichen Trägeröl (siehe Seite 12–13) – und fertig ist die Basis für ein reinigendes Körperpeeling. Totes-Meer-Salz, rosafarbenes Himalaya-Salz und Bittersalze bieten ebenfalls eine Reihe hautverwöhnender Eigenschaften (siehe Seite 91).

Tee Grüner Tee ist ein fantastisches Anti-Aging-Mittel, das vor Antioxidantien nur so strotzt, wobei Matcha besonders gute Eigenschaften aufweist (siehe Seite 129). Bio-Kräutertees in Beuteln wie Pfefferminze, Kamille oder Süßholz kommen der Haut ebenfalls zugute.

Zucker Ideal für ein Körper- oder Gesichtspeeling. Zucker eignet sich aufgrund der weicheren Textur oft besser für sensible Haut als Salz. Verarbeiten Sie am besten weichen Vollrohrzucker in Bioqualität oder nährstoffreichen Kokoszucker.

FRISCHE LEBENSMITTEL

Avocados Voller gesunder Fette, Vitamine (A, B1, B2, C, D und E) und Antioxidantien – neben den feuchtigkeitsspendenden und belebenden Eigenschaften bekämpft die Avocado auch freie Radikale, die zu vorzeitiger Hautalterung führen (siehe Seite 121). Sie eignet sich hervorragend für Gesichtsmasken.

Bananen Diese unglaublich nährenden Früchte liefern Magnesium, Kalium, Zink, Jod, Eisen und eine Reihe Vitamine. Verwenden Sie Bananen, um die Haut mit Feuchtigkeit zu versorgen und zu beruhigen. Die Vitamine fördern die Zellerneuerung und helfen so, Zeichen der Hautalterung zu mildern.

Feigen, Granatäpfel, Weintrauben, Erdbeeren und Himbeeren Diese Früchte besitzen allesamt wunderbare hautpflegende Eigenschaften. Verarbeiten Sie das Obst mit einem Stabmixer und mischen Sie es unter Gesichtsmasken oder Körperpeelings. Werden Sie kreativ – auch andere Früchte machen sich gut als Zutaten für Ihre Hautpflege. Ich verwende auch gern Melone, Mango, Grapefruit und Pfirsich.

Joghurt Naturjoghurt mit Lebendkulturen nährt die Haut und spendet Feuchtigkeit. Seine antibakteriellen Eigenschaften bekämpfen Unreinheiten. Natürliche Säuren lösen tote Hautzellen, die sich in den Poren ansammeln, und verfeinern das Hautbild. Die Haut erhält dadurch ein jüngeres Aussehen (siehe Seite 40). Wenn Sie vegan leben, weichen Sie einfach auf Kokosjoghurt aus – auch er hat wunderbar heilende und weich machende Eigenschaften.

Kaffee Äußerlich angewendet stimuliert Kaffeepulver die Durchblutung und fördert die Produktion von Kollagen, einem Protein, dass die Haut fest, elastisch und weich hält (siehe Seite 98). Kaffee wirkt außerdem entzündungshemmend und kann Hautrötungen mildern.

KRÄUTER UND GEWÜRZE

Frische Kräuter wie Basilikum, Minze, Thymian, Rosmarin und Brennnesseln
All diese Kräuter kommen der Haut zugute. Für die Kopfhaut ist besonders Rosmarin empfehlenswert. Wenn Sie Brennnesseln verarbeiten, tragen Sie zunächst Gummihandschuhe – einmal ins kochende Wasser gegeben, verlieren die Nesseln dann ihre brennenden Eigenschaften.

Zimt, Kardamom und Kurkuma Jedes dieser Gewürze eignet sich außerordentlich gut für die natürliche Hautpflege, weist viele heilende Merkmale auf und verleiht Ihrem Produkt ein wunderbares Aroma.

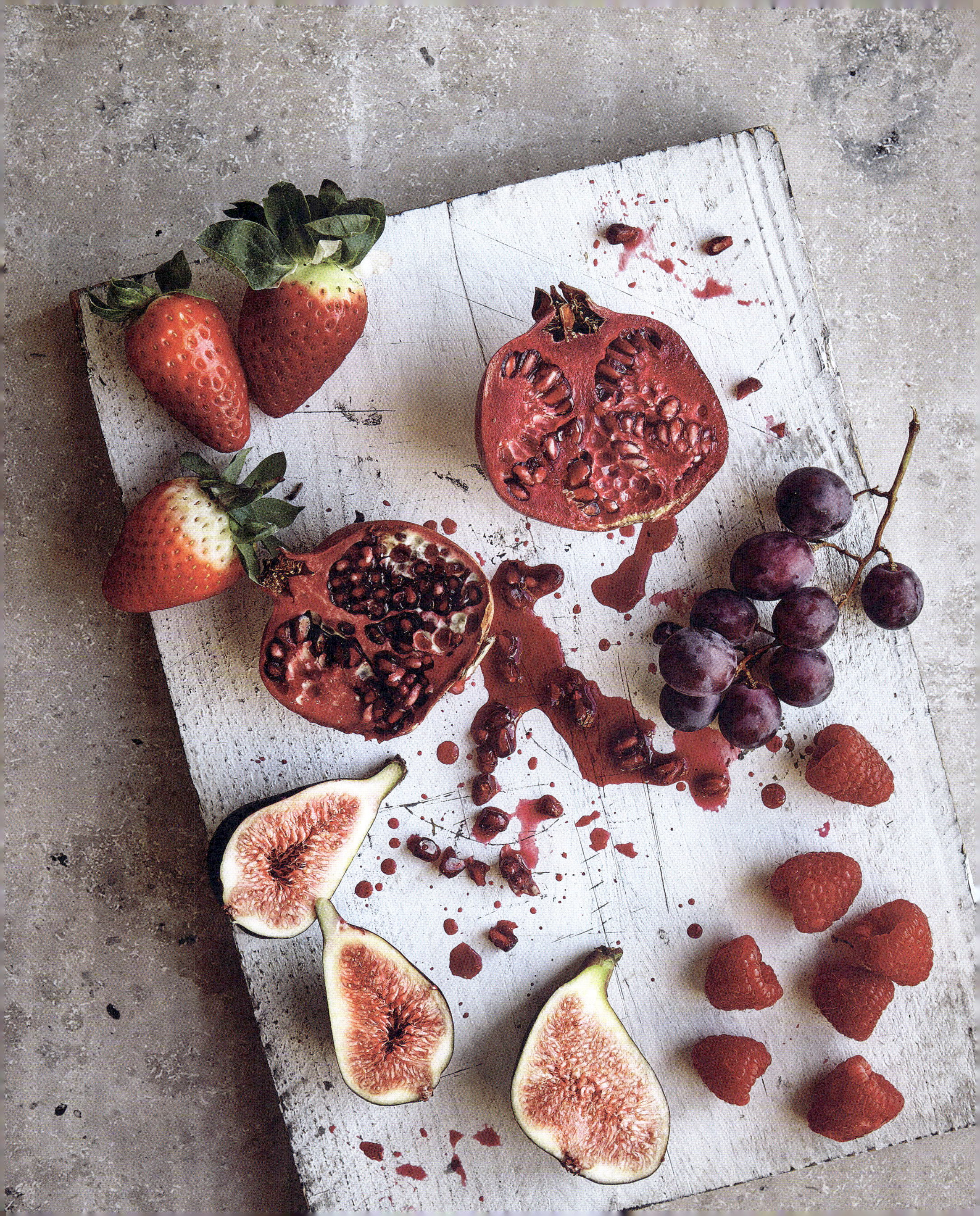

BEVOR SIE BEGINNEN

Die Herstellung natürlicher Kosmetik ist normalerweise unbedenklich, da Sie anstatt Chemikalien vor allem Zutaten in Lebensmittelqualität verwenden. Dennoch sollten Sie folgende Hinweise beachten.

HAUT

- Diese Rezepte habe ich in meinem Atelier selbst entwickelt. Auch wenn ich von ihrer Wirksamkeit überzeugt bin, wurden sie nicht klinisch getestet. Jede Haut reagiert unterschiedlich auf bestimmte Stoffe. Aus diesem Grund empfehle ich, neue Rezepte zunächst nur auf einer kleinen Stelle zu testen, bevor sie großflächig auf die Haut aufgetragen werden.
- Die Rezeptanleitungen dienen der Information, nicht der Diagnose, Therapie, Heilung oder Vorbeugung von krankhaften Hautzuständen.
- Wenn Sie eine Nussallergie haben, verwenden Sie bitte kein Produkt auf Nussbasis. Hervorragende nussfreie Trägeröle sind Traubenkern- oder Jojobaöl (siehe Seite 13). In einem Peeling können Sie gemahlene Mandeln durch Haferflocken (siehe Seite 19) oder Tonerde (siehe Seite 16) ersetzen.
- In vielen dieser Rezepte werden die Zutaten im Wasserbad geschmolzen (siehe Seite 11). Schützen Sie Ihre Hände vor Hitze und arbeiten Sie achtsam, da die verwendeten Behälter und geschmolzenen Rohstoffe sehr heiß werden können.
- Die meisten der Rezepte für Dusche und Bad enthalten Öl. Seien Sie vorsichtig, wenn Sie die Badewanne oder Dusche verlassen, da der Boden durch das Öl rutschig werden kann.

ZUTATEN

- Lagern Sie Trägeröle und ätherische Öle am besten an einem kühlen, trockenen Ort, da deren Qualität unter Licht- und Sauerstoffeinwirkung sinkt.
- Fügen Sie einem Produkt kein Wasser hinzu, wenn dies nicht im Rezept angegeben ist oder wenn Sie das Produkt nicht umgehend verbrauchen. Durch das Wasser wird es mit Bakterien verunreinigt und unbrauchbar.
- Notieren Sie sich das Haltbarkeitsdatum jedes verwendeten Rohstoffs, da diese die Haltbarkeit des Endproduktes bestimmen.

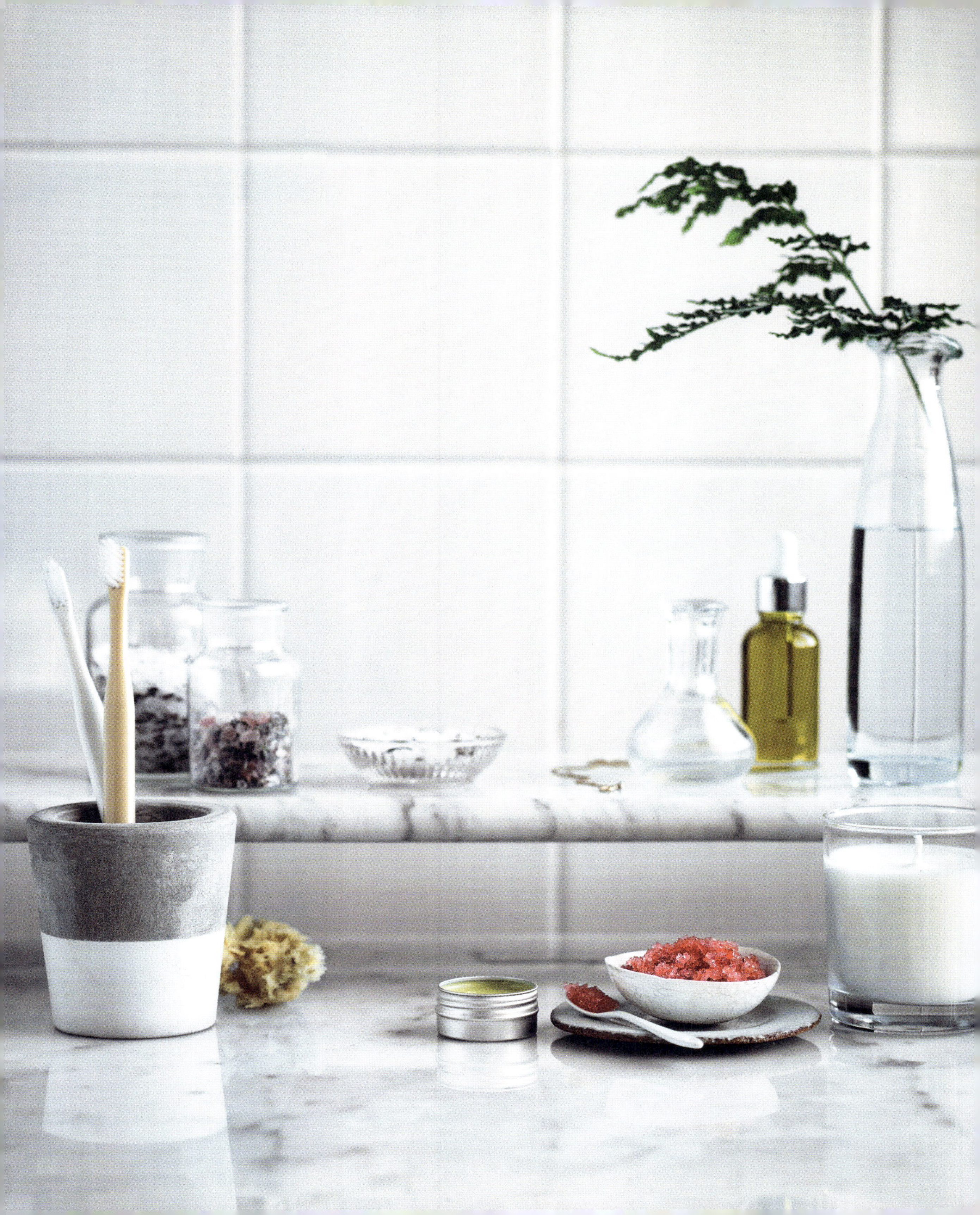

- KAPITEL EINS -

GESICHT

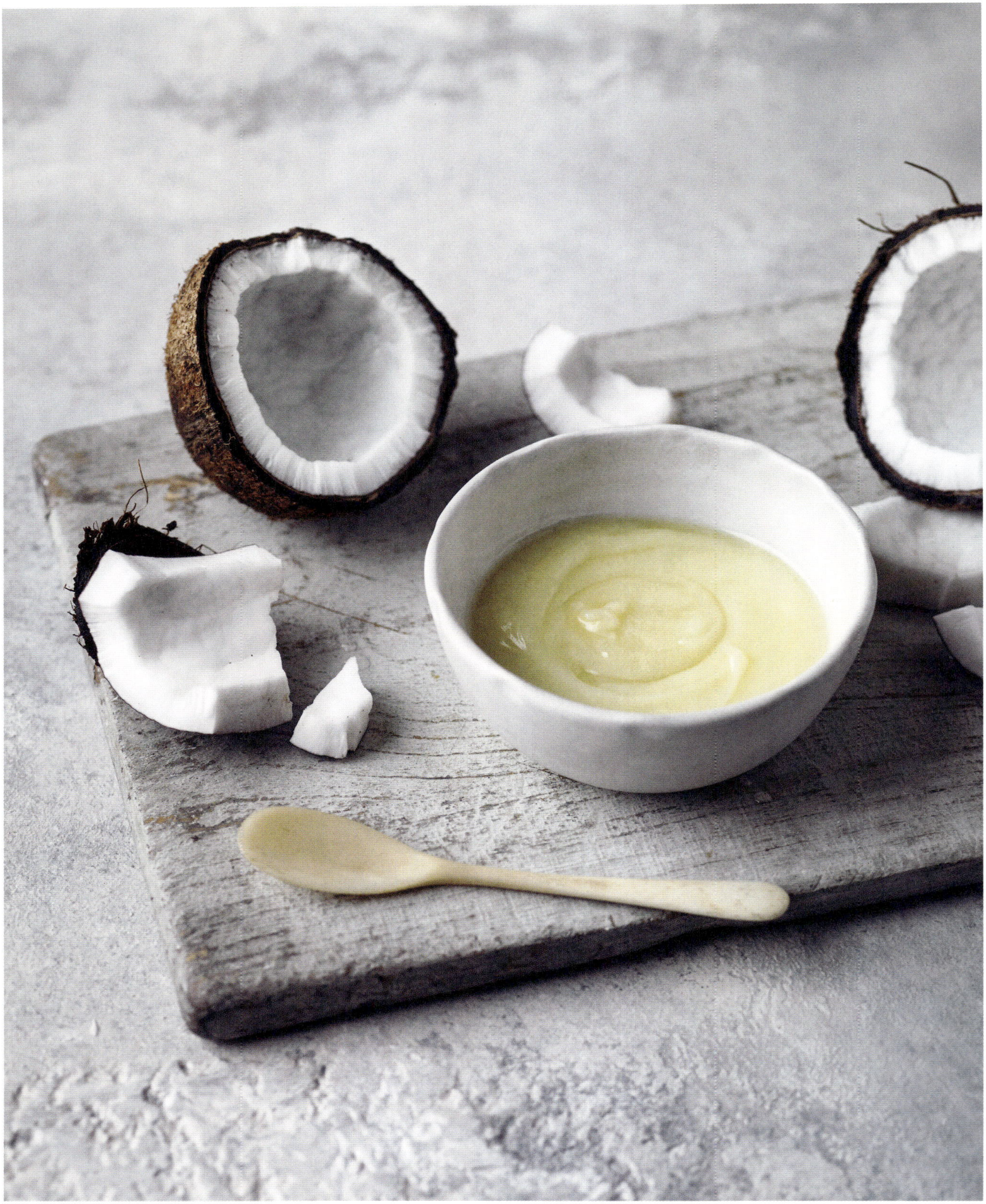

REINIGUNGSCREME MIT OLIVENÖL & KOKOSÖL

Vor einigen Jahren wurde mir auf einer Indienreise empfohlen, lokal produziertes Kokosöl für meine Gesichtsreinigung zu nutzen. Damals hatte ich ständig Hautprobleme, die ich allein mit Kokosöl in den Griff bekommen habe – meine Probleme gehören seitdem der Vergangenheit an.

So widersprüchlich es auch klingen mag: Öl löst Öl. Es bindet Bakterien, Schmutz und abgestorbene Hautzellen, die sich im Lauf des Tages in den Poren ansammeln. Solange Sie nicht zu viel Öl verwenden, bleibt Ihre Haut nachher auch vor Fettglanz verschont. Und weil diese schonende Reinigungsmethode die Haut kaum reizt, wird einem starken Nachfetten vorgebeugt. Freuen Sie sich auf einen reineren, ebenmäßigeren Teint.

Dieses Rezept steckt voller Vitamine und gesunder Fettsäuren und wirkt auf natürliche Weise antibakteriell. Es ist schnell zusammengerührt und eignet sich für alle Hauttypen. Wenn Sie Kokos- und Olivenöl mit einem Stabmixer verrühren, erhalten Sie eine wunderbar cremige Textur, die sich beim Kontakt mit der Haut verflüssigt.

Sie können Ihre Haut mit den meisten pflanzlichen Ölen oder aber einer Ölmischung reinigen (siehe Seite 12–13). Neben dem hier vorgestellten Rezept können Sie auch andere Ölsorten in unterschiedlichen Mischungsverhältnissen verwenden. Probieren Sie Jojobaöl bei fettiger, trockener und Mischhaut – seine Zusammensetzung ähnelt jener des menschlichen Sebums und hilft dabei, die natürliche Talgproduktion zu regulieren. Avocadoöl hingegen ist mit seiner intensiven Pflegewirkung und dem hohen Gehalt an Antioxidantien eine Wohltat für reifere Haut, während sich Aprikosenkernöl gut für sensible Hauttypen eignet. Beachten Sie jedoch, dass diese Öle flüssig bleiben und sich daher nicht so cremig aufschlagen lassen wie Kokosöl.

FÜR 1 SALBENTIEGEL (60 ML)

4 EL Kokosöl
1 TL Olivenöl

HERSTELLUNG

Das Kokosöl sollte vor der Verarbeitung fest sein. Da es in warmer Umgebung sehr weich bis flüssig wird, stellen Sie es zunächst für 30 Minuten in den Kühlschrank.

Kokos- und Olivenöl in eine Schüssel geben und mit dem Stabmixer cremig rühren. Die Creme mit einem Löffel in den Tiegel oder einen anderen luftdicht schließenden Behälter füllen und verschließen.

ANWENDUNG

Ein warmes, feuchtes Tuch 20–30 Sekunden auf das Gesicht legen, um die Poren zu öffnen. Das Gesicht mit einem Handtuch trocken tupfen.
1 Teelöffel Reinigungscreme auf die Gesichtshaut auftragen und mit den Fingerspitzen einmassieren.
30 Sekunden einwirken lassen, anschließend überschüssiges Öl mit dem Tuch abnehmen.

REINIGUNGSPASTE MIT MANDEL

Diese Paste reinigt und peelt die Haut in einem Schritt und liefert ihr dazu noch eine Reihe Nährstoffe. Mandelöl löst Schmutz und Verunreinigungen, pflegt die Haut und bewahrt ihre Feuchtigkeit. Apfelessig enthält Essigsäure, die Bakterien bekämpft, für einen ebenmäßigeren Teint sorgt und den pH-Wert der Haut ins Gleichgewicht bringt. Die gemahlenen Mandeln tragen tote Hautzellen sanft, aber gründlich ab, wodurch die Haut frischer und weicher wird. Darüber hinaus wird die Zellerneuerung angeregt.

Wenn Sie eine nussfreie Reinigungspaste herstellen möchten, ersetzen Sie das Mandelöl durch ein beliebiges Pflanzenöl – wie Oliven- oder Sonnenblumenöl – und verwenden Sie statt gemahlener Mandeln einfach gemahlene Haferflocken oder weichen Vollrohrzucker.

FÜR 2 ANWENDUNGEN

1 EL Mandelöl
2 TL gemahlene Mandeln
2 TL Apfelessig
1 TL Wasser

HERSTELLUNG

Alle Zutaten in einer kleinen Schüssel zu einer Paste verrühren.

Die Paste direkt anwenden, dann den Rest in einen luftdicht schließenden Behälter geben und kalt stellen. Innerhalb von 3 Tagen verbrauchen.

ANWENDUNG

Ein warmes, feuchtes Tuch 20–30 Sekunden auf das Gesicht legen, um die Poren zu öffnen. Das Gesicht mit einem Handtuch trocken tupfen. Etwas Reinigungspaste auf die Haut geben und sanft mit den Fingerspitzen einmassieren, dabei die Augenpartie aussparen. Mit warmem Wasser abspülen.

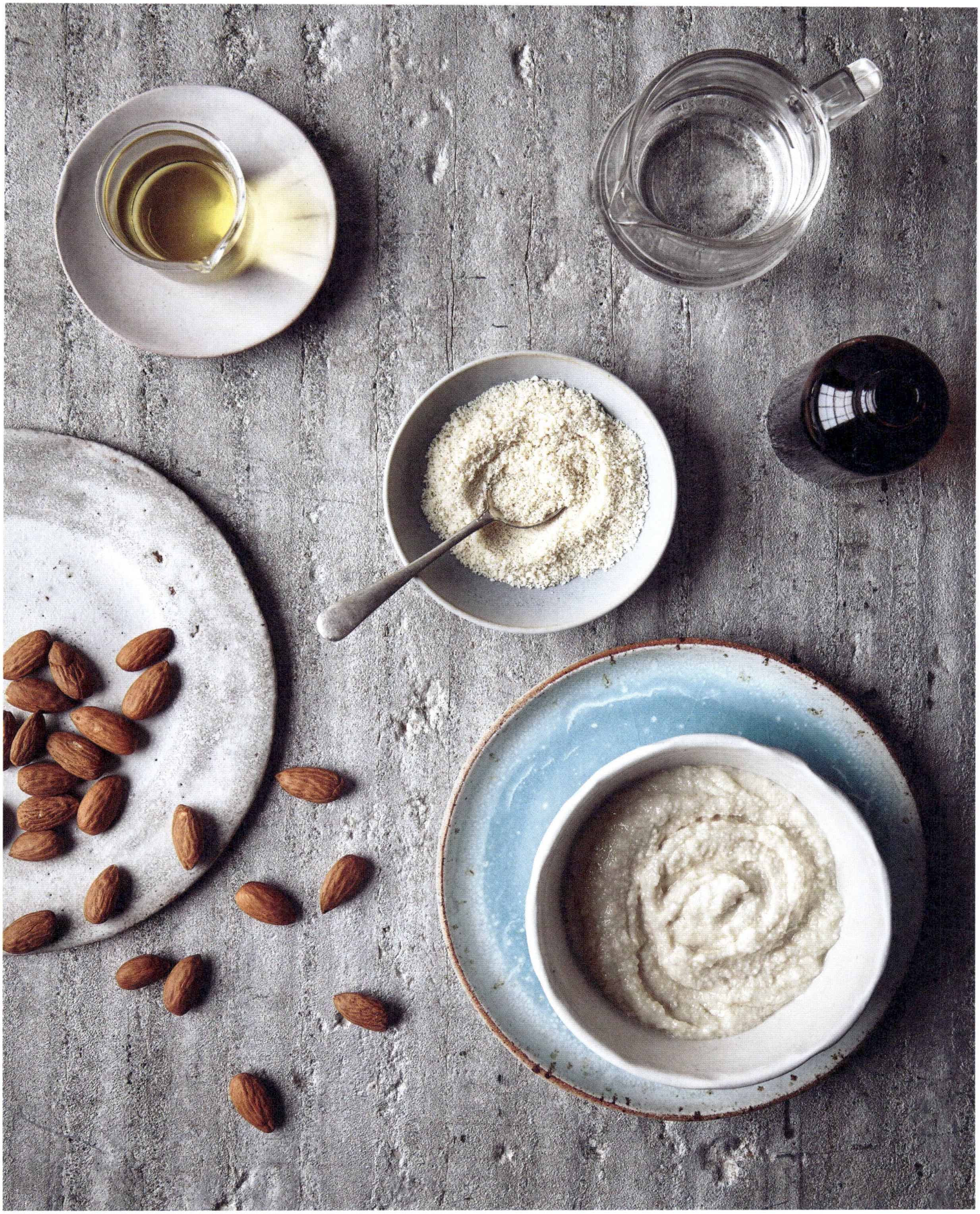

REINIGUNGSPASTE MIT KAMILLENTEE & HAFER

Dieses sanfte Gesichtspeeling eignet sich für alle Hauttypen, insbesondere sensible Haut. Haferflocken pflegen die Haut, indem sie Hautschüppchen, Schmutz und Bakterien sanft abtragen. Kokosöl spendet Feuchtigkeit, macht die Haut weich und beugt Unreinheiten vor. Das Kokosöl kann durch Oliven- oder Sonnenblumenöl ersetzt werden, die sich besonders bei sensibler Haut bewährt haben. Der Kamillentee beruhigt die Haut. Sein hoher Anteil an Antioxidantien nährt, wirkt verjüngend und schützt die Haut vor schädigenden freien Radikalen.

Wenn Sie keine fein gemahlenen Haferflocken im Handel bekommen, können Sie sie einfach in der Küchenmaschine selbst zerkleinern. Ersatzweise eigenen sich auch gemahlene Mandeln oder weicher Vollrohrzucker.

FÜR 2 ANWENDUNGEN

1 Beutel Kamillentee
1 EL fein gemahlene Haferflocken
1 EL Kokosöl
1 EL Wasser

HERSTELLUNG

Den Teebeutel aufschneiden und den Inhalt in eine kleine Schüssel geben. Die restlichen Zutaten hinzufügen und sorgfältig zu einer körnigen Paste vermischen. Festes Kokosöl brauchen Sie nicht zu schmelzen. Verrühren Sie es einfach kräftig mit einem Löffel – so wird es sofort weich.

Die Paste direkt anwenden, dann den Rest in einen luftdicht schließenden Behälter geben und kalt stellen. Innerhalb von 3 Tagen verbrauchen.

ANWENDUNG

Ein warmes, feuchtes Tuch 20–30 Sekunden auf das Gesicht legen, um die Poren zu öffnen. Das Gesicht mit einem Handtuch trocken tupfen. Die Reinigungspaste auf die Gesichtshaut geben und sanft mit den Fingerspitzen einmassieren, dabei die Augenpartie aussparen. Mit warmem Wasser abspülen.

TONISIERENDES GESICHTSSPRAY MIT APFELESSIG

Apfelessig hat von Natur aus adstringierende Eigenschaften – er lässt größere Poren kleiner erscheinen und ist daher hervorragend für den Einsatz in Gesichtswasser oder -spray geeignet. Mit seinen antibakteriellen und entzündungshemmenden Eigenschaften schafft er Linderung bei einer Vielzahl von Hautproblemen. Obwohl Apfelessig sauer ist, reguliert er den natürlichen pH-Wert der Haut.

Von dieser Mischung profitieren die meisten Hauttypen. Wenn Sie jedoch sensible Haut haben, wählen Sie aufgrund der adstringierenden Eigenschaften des Essigs lieber ein Tonikum mit Kokoswasser (siehe Seite 33) oder einem Pflanzenhydrolat wie Rosenwasser (siehe Seite 80).

HERSTELLUNG

Für normale bis trockene Haut Apfelessig und Wasser im Verhältnis 1:2 in einer Sprühflasche vermischen, für fettige und zu Akne neigende Haut im Verhältnis 1:1.

Im Kühlschrank aufbewahrt hält sich das Spray bis zu einer Woche.

ANWENDUNG

Nach der Gesichtsreinigung verwenden. Die Sprühflasche gut schütteln und Wangen, T-Zone sowie Kinn mit dem Tonikum besprühen, dabei die Augenpartie aussparen. Alternativ können Sie die Mischung auf ein Wattepad geben und damit sanft über die Haut streichen. Sie muss nicht abgespült werden.

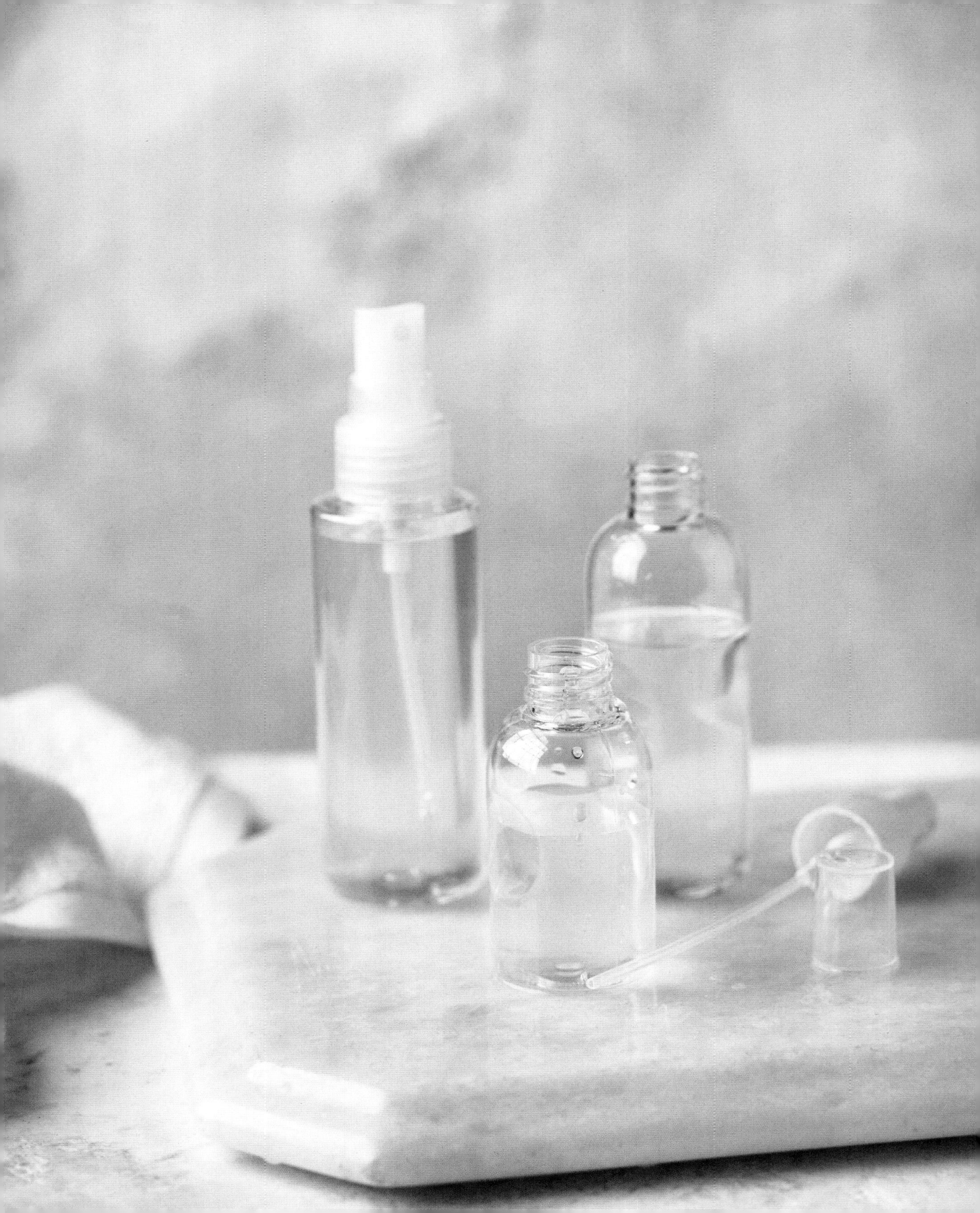

FEUCHTIGKEITS-SPENDENDES GESICHTSSPRAY MIT KOKOSWASSER

Neben der tonisierenden Wirkung sind Gesichtssprays auch eine wunderbare Möglichkeit, um stumpfer, trockener oder müder Haut einen Frischekick zu verleihen – und das auch unterwegs und vor allem im Sommer. Kokoswasser schätze ich als besonders belebend. Vielleicht haben Sie es schon oft getrunken, aber wahrscheinlich noch nie daran gedacht, es sich ins Gesicht zu sprühen. Dabei wirkt es von innen wie von außen hydratisierend und erfrischend. Kokoswasser enthält unglaublich viele Nährstoffe, die regulierend auf den pH-Wert der Haut wirken, Schmutz und Bakterien bekämpfen und gleichzeitig beleben. Zytokine zum Beispiel sind kleine Proteine, welche die Hautzellen ernähren. Laurinsäure als „gesunde" gesättigte Fettsäure wirkt antibakteriell. Besonders wohltuend ist das Kokoswasser im Flugzeug, wenn die Haut durch die trockene Luft eine Extraportion Feuchtigkeit benötigt.

Auch Grüntee kann hervorragend als Gesichtsspray verwendet werden: Geben Sie einen Beutel grünen Tee in eine Tasse mit heißem, aber nicht mehr kochendem Wasser und lassen Sie den Tee ziehen. Sobald er abgekühlt ist, entnehmen Sie den Teebeutel – fertig ist das Gesichtsspray. Mit einem Schuss Gurkensaft können Sie das Gesichtswasser zusätzlich anreichern.

Sie können Ihr Gesichtsspray auch mit ätherischen Ölen verfeinern. Es ist jedoch wichtig, diese zunächst mit einem Trägeröl ausreichend zu verdünnen (siehe Seite 12–15) und die Flasche vor der Verwendung gut zu schütteln, da sich Öl und Wasser bei Nichtbenutzung voneinander trennen.

Alles, was Sie tun müssen: eine Sprühflasche mit Kokoswasser (oder abgekühltem Grüntee, optional mit einem Esslöffel Gurkensaft) befüllen und Ihr Gesicht bei Bedarf damit erfrischen.

Das Gesichtsspray hält sich in der Sprühflasche im Kühlschrank bis zu 3 Tage.

GESICHTSÖL FÜR JEDEN TAG

Gesichtsöle schleusen Nährstoffe direkt in die Haut und sind damit eine hervorragende Alternative zu Cremes. Diese enthalten häufig unnötige Zusätze wie Wasser und Füllstoffe, die das Produkt strecken und seine Wirkstoffdichte verringern. Sie benötigen nur wenige Tropfen des flüssigen Goldes, um die Vorteile voll auszuschöpfen.

Jojoba- und Traubenkernöl eignen sich für fast alle Hauttypen. Sie sind leicht, ziehen schnell ein und sind nicht-komedogen, was bedeutet, dass sie die Poren nicht verstopfen.

FÜR 1 PIPETTENFLASCHE (30 ML)

- **4 TL Traubenkernöl**
- **1 TL Jojobaöl**
- **1 TL Wildrosenöl**
- **optional: bis zu 5 Tropfen ätherisches Öl** **(siehe Seite 14)**

HERSTELLUNG

Traubenkern-, Jojoba- und Wildrosenöl in einer kleinen Schüssel verrühren. Falls verwendet, das ätherische Öl einrühren. Die Mischung in die Pipettenflasche oder einen anderen luftdicht schließenden Behälter füllen.

Kühl und trocken gelagert hält sich das Öl bis zu 4 Monate.

ANWENDUNG

Morgens nach der Reinigung 2–4 Tropfen Gesichtsöl auf die Haut geben und sanft mit den Fingerspitzen einmassieren. Wenn Sie nicht auf Ihre gewohnte Tagescreme verzichten möchten, massieren Sie das Öl nach dem Auftragen der Creme ein.

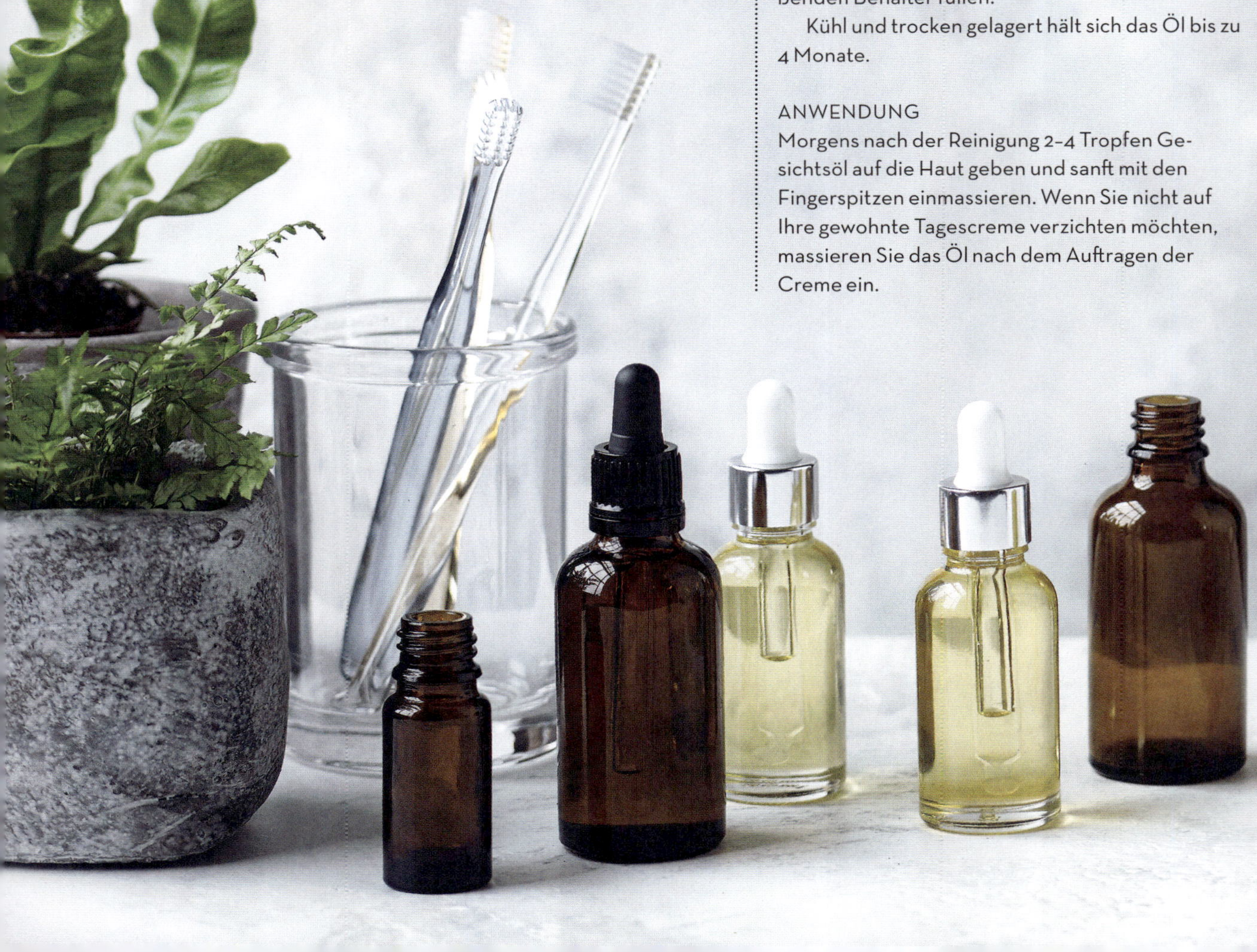

GESICHTSÖL FÜR DIE NACHT

Eine wunderbare Nachtpflege, die zwar nur aus zwei Ölen besteht, Ihre Haut jedoch im Schlaf tiefenwirksam mit Nährstoffen versorgt.

Macadamianussöl enthält eine hohe Konzentration an Palmitoleinsäure – eine natürliche Komponente der menschlichen Haut, die dazu beiträgt, den optimalen Feuchtigkeitsgehalt zu bewahren. Mit fortschreitendem Alter verringert sich der Gehalt an Palmitoleinsäure in der Haut, daher eignet sich Macadamianussöl besonders gut für Anti-Aging-Rezepturen. Avocadoöl ist reichhaltig und liefert viel Vitamin A, B1, B2, C, D und E sowie eine Reihe essenzieller Fettsäuren. Es dringt tief in die Haut ein und wird für seine heilenden und regenerierenden Eigenschaften geschätzt.

FÜR 1 PIPETTENFLASCHE (30 ML)

1 EL Macadamianussöl
1 EL Avocadoöl
optional: bis zu 5 Tropfen ätherisches Öl (siehe Seite 14) – zu dieser Mischung passen Palmarosa, Kamille, Ylang Ylang oder Lavendel

HERSTELLUNG
Macadamianussöl und Avocadoöl in einer kleinen Schüssel verrühren. Falls verwendet, das ätherische Öl einrühren. Die Mischung in eine Pipettenflasche oder einen anderen luftdicht schließenden Behälter füllen.

Kühl und trocken gelagert hält sich das Öl bis zu 4 Monate.

ANWENDUNG
Abends nach der Reinigung 2–4 Tropfen Gesichtsöl auf die Haut geben und sanft mit den Fingerspitzen einmassieren. Sie können es als alleinige Nachtpflege benutzen oder aber im Anschluss an Ihre gewohnte Nachtpflege einmassieren.

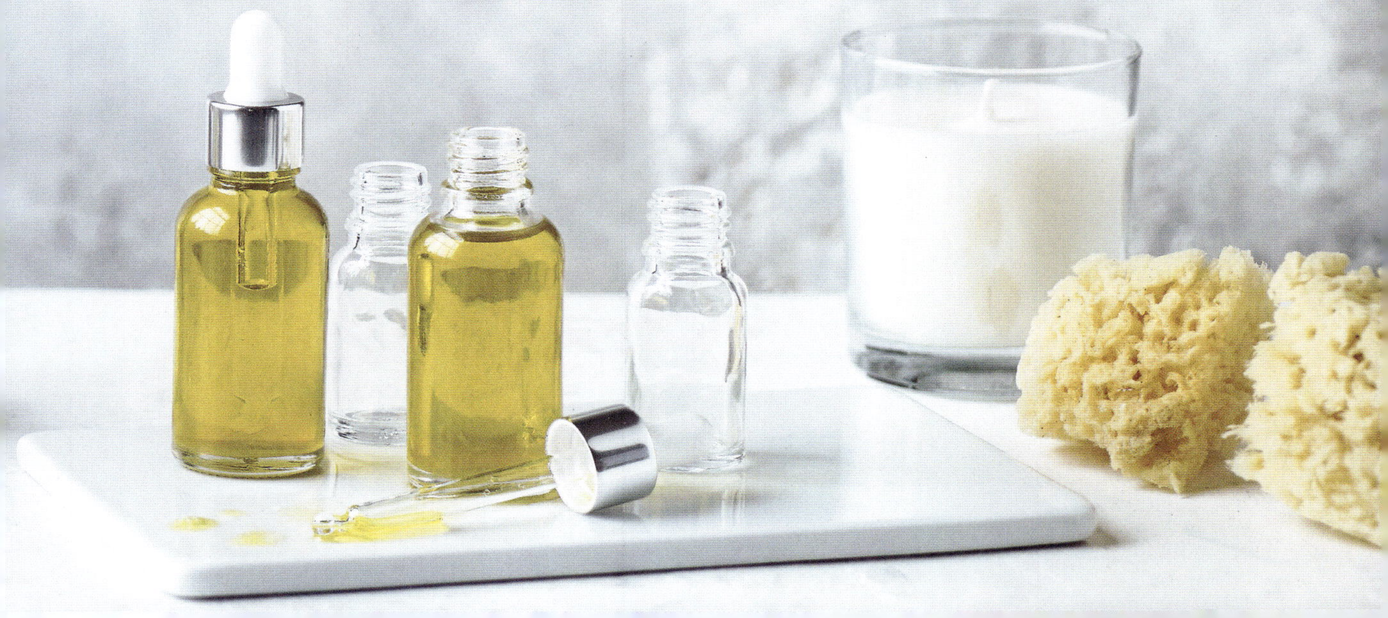

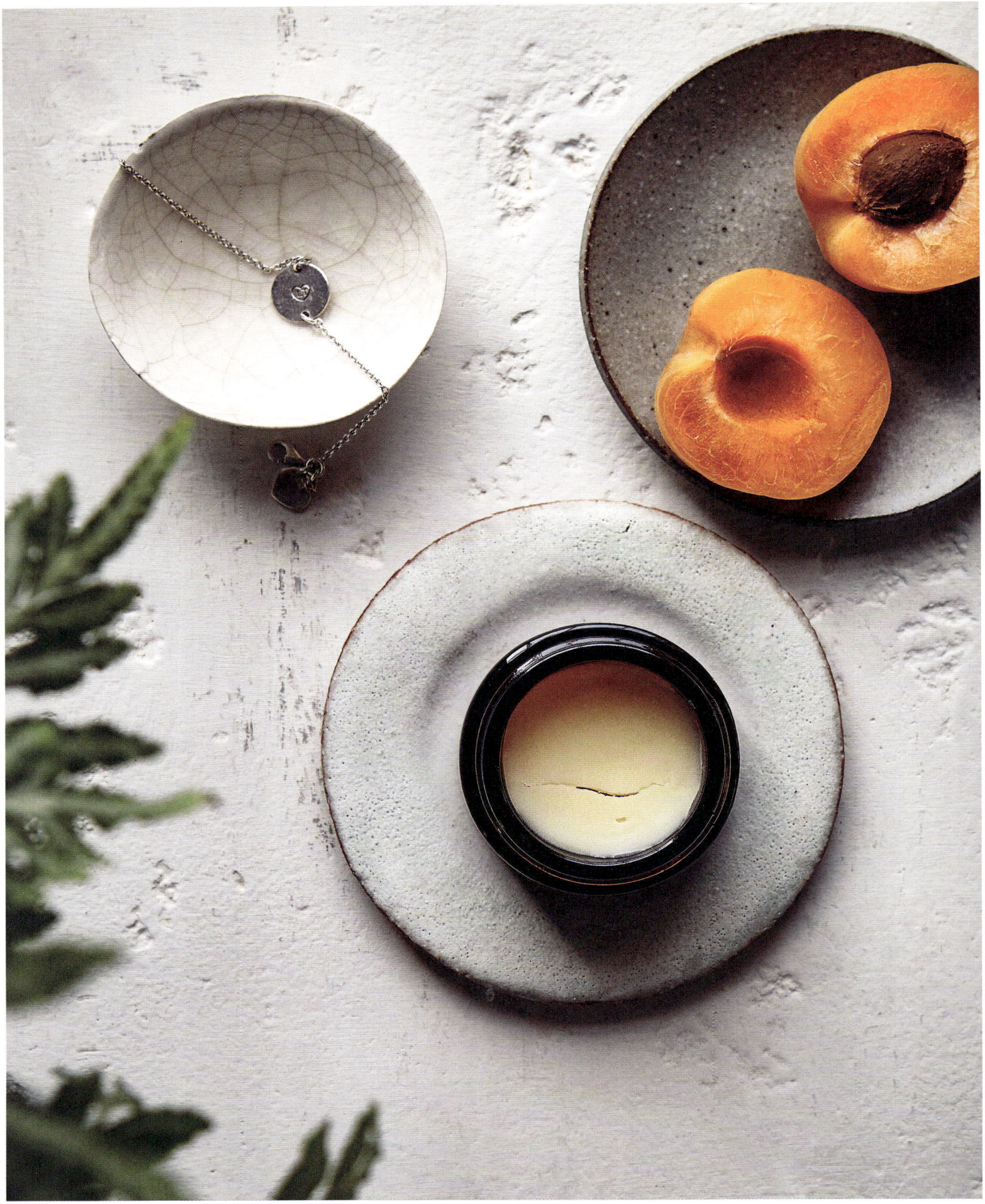

BEAUTY-BALSAM MIT ROSE & APRIKOSE

Dieser leichte und schnell einziehende Beauty-Balsam ist ein absoluter Allrounder. Er spendet Feuchtigkeit, versorgt die Haut mit Nährstoffen und bietet Schutz vor äußeren Einflüssen. Verwenden Sie ihn zum Beispiel zur Gesichtsreinigung, zum Abschminken oder auch als Körperlotion, Handcreme und Lippenbalsam. Er eignet sich sogar zur intensiven Haarpflege.

Afrikanische Frauen schwören bereits seit Jahrhunderten auf Sheabutter zur Haut- und Haarpflege (siehe Seite 16). Sie steckt voller Vitamine, spendet intensive Feuchtigkeit und hält die Haut geschmeidig. Aprikosenkernöl enthält die Vitamine A und E, die hautberuhigend wirken und den Hautalterungsprozess verzögern können. Sowohl Sheabutter als auch Aprikosenkernöl wirken entzündungshemmend.

Ätherisches Rosenöl macht die Haut weich und hat antiseptische sowie adstringierende Eigenschaften. Darüber hinaus wird es für seine Heilkraft geschätzt.

FÜR 1 SALBENTIEGEL (60 ML)

- 2 EL Sheabutter
- 1 EL Bienenwachs
- 4 EL Aprikosenkernöl
- 3 Tropfen ätherisches Rosenöl
- optional: 1 Vitamin-E-Kapsel zur Extrapflege (erhältlich in der Drogerie oder Apotheke)

HERSTELLUNG

Sheabutter und Bienenwachs im Wasserbad bei kleiner Hitze schmelzen (siehe Seite 11). Das Aprikosenkernöl zugeben und mit einem sauberen Löffel verrühren. Vom Herd nehmen und 5–10 Minuten abkühlen lassen (aber nicht so lange, dass die Mischung fest zu werden beginnt). Rosenöl und, falls verwendet, den Inhalt der Vitamin-E-Kapsel einrühren. Den Balsam in einen Tiegel oder einen anderen luftdicht schließenden Behälter füllen. Mindestens 2 Stunden an einem sauberen, trockenen Ort abkühlen lassen. Erst dann mit Deckel verschließen oder verwenden.

Kühl und trocken gelagert hält sich der Balsam bis zu 4 Monate.

ANWENDUNG

Nach Bedarf auf die Haut geben und gründlich mit den Fingerspitzen einmassieren. Das Produkt ist sehr reichhaltig – weniger ist also mehr.

INTENSIV-FEUCHTIGKEITSMASKE MIT AVOCADO & HONIG

Avocados versorgen Ihre Haut mit den Nährstoffen, die sie auch als Lebensmittel so wertvoll machen. Die Frucht steckt voller Vitamine und hautfreundlicher Fette wie zum Beispiel Lecithin, das die Kollagenproduktion anregt und eine heilende Wirkung auf die Haut besitzt (siehe Seite 121). In Kombination mit reichhaltigem Kokosöl (siehe Seite 57) und Honig (siehe Seite 19), der Feuchtigkeit in der Haut bindet und durch seine antibakterielle Wirkung Hautunreinheiten bekämpft und vorbeugt, entsteht diese herrliche Maske. Sie bringt Ihren Teint zum Strahlen, verbessert die Elastizität der Haut und macht sie seidig weich.

FÜR 1 ANWENDUNG

1 EL Kokosöl
½ reife Avocado, entsteint und geschält
1 TL Honig (wenn möglich Manukahonig - siehe Seite 113)
1 TL Wasser

HERSTELLUNG

Für dieses Rezept verwenden Sie am besten festes Kokosöl. Sollte es durch warme Temperaturen flüssig geworden sein, stellen Sie es vor der Verarbeitung einfach für 30 Minuten in den Kühlschrank.

Das Kokosöl mit den anderen Zutaten in eine kleine Schüssel geben und mit einem Stabmixer zu einer glatten Masse verarbeiten. Direkt anwenden.

ANWENDUNG

Ein warmes, feuchtes Tuch 20–30 Sekunden auf das Gesicht legen, um die Poren zu öffnen. Das Gesicht mit einem Handtuch trocken tupfen. Die Maske mit den Fingerspitzen oder einem weichen Pinsel (zum Beispiel einem sauberen Make-up-Pinsel) auf Gesicht und Hals auftragen, dabei die Augenpartie aussparen. 15 Minuten einwirken lassen, dann mit warmem Wasser abspülen.

ANTI-AGING-MASKE MIT JOGHURT & MATCHA

Grüner Matcha-Tee ist nicht nur ein bekömmliches Getränk, sondern auch ein Superfood für die Haut (siehe Seite 129). Seine Gerbsäuren, eine Art der Polyphenole, wirken antioxidativ und neutralisieren freie Radikale aus der Umwelt, wodurch sichtbare Zeichen der Hautalterung verzögert werden können. Matcha wirkt außerdem entzündungshemmend (Entzündungen lassen die Haut älter erscheinen) und antibakteriell.

Naturjoghurt enthält Alpha-Hydroxysäuren, die raue, trockene Haut geschmeidig machen und tote Hautzellen abtragen, die sich in den Poren sammeln und diese verstopfen können. Joghurt hilft ebenfalls gegen Zeichen vorzeitiger Hautalterung (siehe Seite 40).

Die Maske ist im Handumdrehen angerührt und bringt Sie einer reinen, samtweichen und jünger erscheinenden Haut ein Stück näher.

FÜR 1 ANWENDUNG

1 TL Matcha-Pulver
2 EL Naturjoghurt

HERSTELLUNG
Matcha-Pulver und Joghurt in einer kleinen Schüssel sorgfältig zu einer Paste verrühren und direkt anwenden.

ANWENDUNG
Ein warmes, feuchtes Tuch 20–30 Sekunden auf das Gesicht legen, um die Poren zu öffnen. Das Gesicht mit einem Handtuch trocken tupfen. Die Maske mit den Fingerspitzen oder einem weichen Pinsel (zum Beispiel einem sauberen Make-up-Pinsel) auf Gesicht und Hals auftragen, dabei die Augenpartie aussparen. 15 Minuten einwirken lassen, dann mit warmem Wasser abspülen.

JOGHURT

UNTER DER LUPE

Joghurt schmeckt nicht nur zum Frühstück, sondern kommt auch der Haut zugute. Damit meine ich probiotischen Naturjoghurt und nicht die mit Zucker und Farbstoffen versetzten Sorten. Er wirkt antibakteriell, ist intensiv feuchtigkeitsspendend und reich an Kalzium, Vitamin D sowie probiotischen Kulturen – ein Traum für die Haut. Besonders erwähnenswert ist sein Gehalt an Alpha-Hydroxysäuren, die in der Lage sind, tote Hautzellen zu lösen, die sich in den Poren ablagern. Dies sorgt für einen geschmeidigen, strahlenden Teint und mildert Zeichen vorzeitiger Hautalterung.

Joghurt ist auch noch aus einem anderen Grund in der natürlichen Hautpflege beliebt – seine Konsistenz sorgt für die Bindung der verwendeten Zutaten und er ist einfach aufzutragen. Die Joghurt-Rezepte in diesem Buch enthalten noch weitere Rohstoffe, wenn Sie jedoch nur Joghurt im Kühlschrank haben, benutzen Sie ihn einfach pur als Gesichtsmaske – er schenkt sofort eine samtweiche, strahlende Haut. Tragen Sie eine großzügige Schicht (etwa 2 Esslöffel) mit den Fingerspitzen oder einem sauberen Make-up-Pinsel auf Gesicht und Hals auf, die Augenpartie sparen Sie aus. 15 Minuten einwirken lassen, dann mit warmem Wasser abspülen.

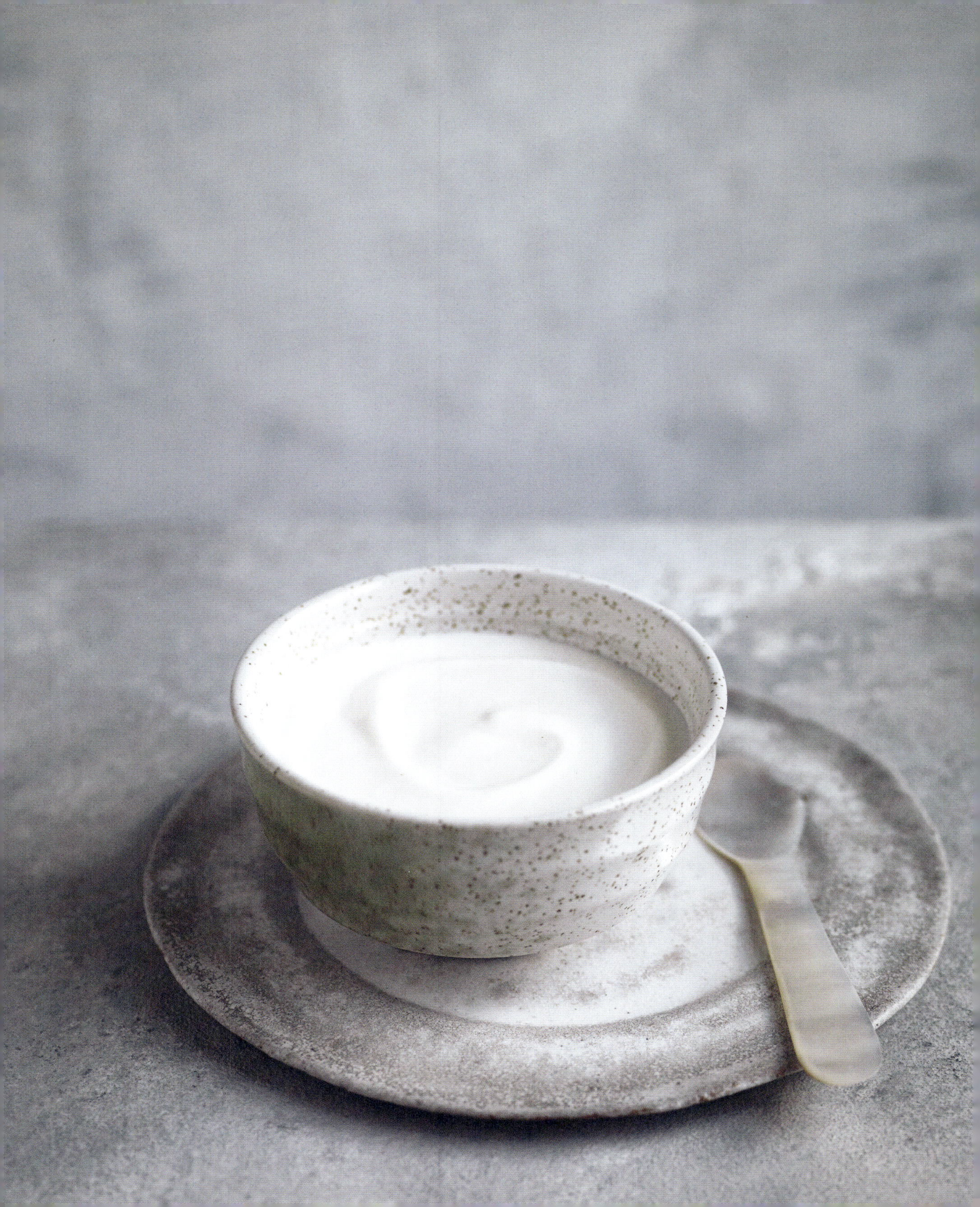

SCHÖNHEITSMASKE MIT SPIRULINA & KOKOSÖL

Sicher kennen Sie das viel umjubelte Superfood Spirulina, das in grünen Smoothies breite Verwendung findet. Spirulina ist eine mikroskopisch kleine Süßwasserpflanze, eine der reichsten und ausgewogensten Nährstoffquellen überhaupt. Sie enthält viel Protein, Eisen und Antioxidantien wie Chlorophyll, ein grünes Pigment mit entzündungshemmender Wirkung. Spirulina ist mit ihren hohen Anteilen an Vitamin A, B12 und E, Kalzium, Eisen sowie Phosphor jedoch auch äußerlich angewendet ein Superfood für Ihre Haut – vor allem in Kombination mit der nährstoffreichen Avocado. Ihr Fruchtfleisch spendet der Haut Feuchtigkeit, hält sie geschmeidig und kurbelt die Kollagenproduktion an (siehe Seite 121). Kokosöl mit seinen antibakteriellen und feuchtigkeitsspendenden Eigenschaften (siehe Seite 57) ergänzt diese Maske sinnvoll – Ihre Haut wird strahlend, gepflegt und jünger erscheinen.

Eine kleine Warnung im Voraus: Die Maske hat eine knallgrüne Farbe, die nach dem Abwaschen jedoch keine Spuren hinterlässt.

FÜR 1 ANWENDUNG

1 EL Kokosöl
1 TL Spirulina-Puder
½ reife Avocado, entsteint und geschält
1 TL Wasser

HERSTELLUNG

Für dieses Rezept verwenden Sie am besten festes Kokosöl. Sollte es durch warme Temperaturen flüssig geworden sein, stellen Sie es vor der Verarbeitung einfach für 30 Minuten in den Kühlschrank.

Das Kokosöl mit den anderen Zutaten in eine kleine Schüssel geben und mit einem Stabmixer zu einer glatten Masse verarbeiten. Direkt anwenden.

ANWENDUNG

Ein warmes, feuchtes Tuch 20–30 Sekunden auf das Gesicht legen, um die Poren zu öffnen. Das Gesicht mit einem Handtuch trocken tupfen. Die Maske mit den Fingerspitzen oder einem weichen Pinsel (zum Beispiel einem sauberen Make-up-Pinsel) auf Gesicht und Hals auftragen, dabei die Augenpartie aussparen. 15 Minuten einwirken lassen, dann mit warmem Wasser abspülen.

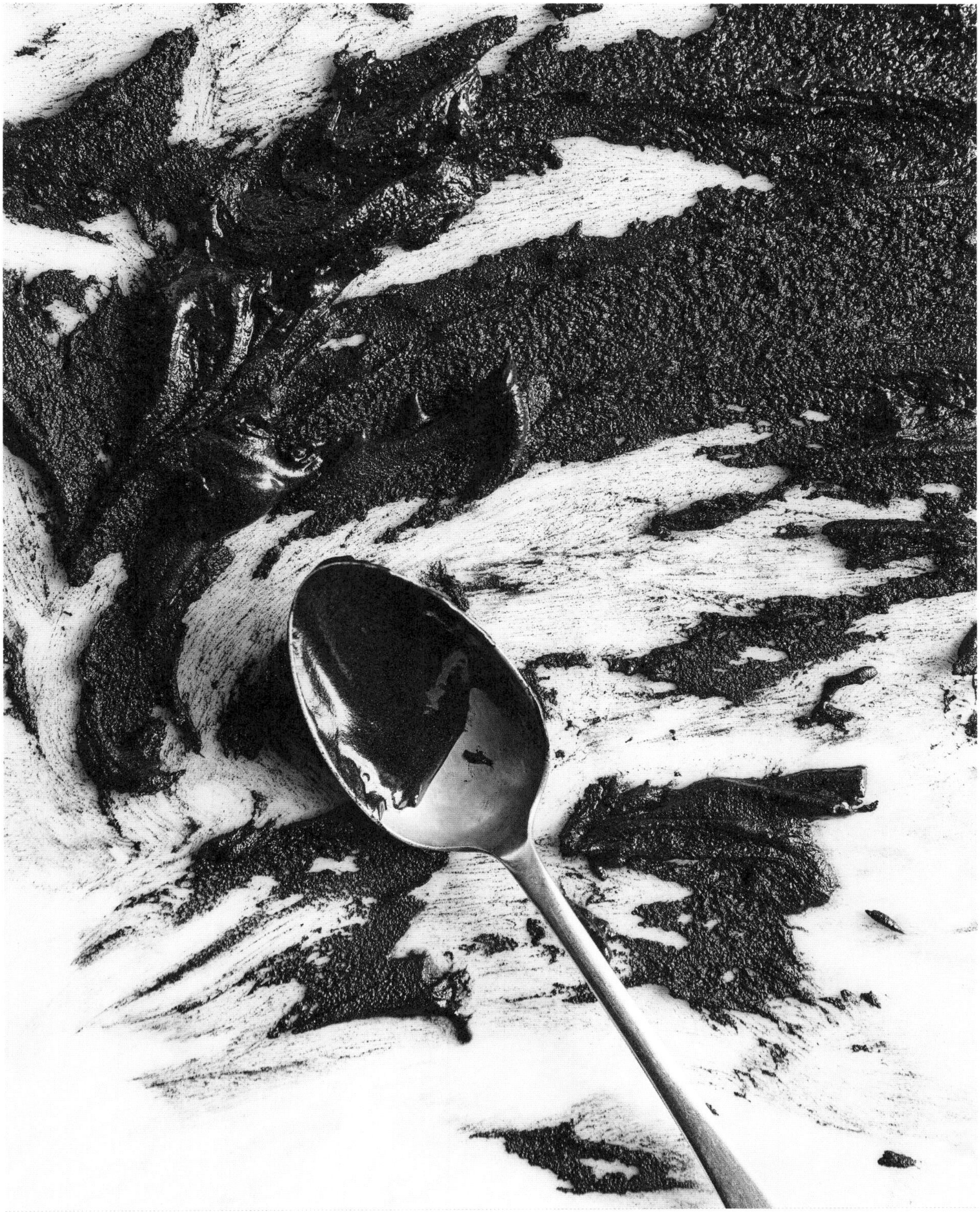

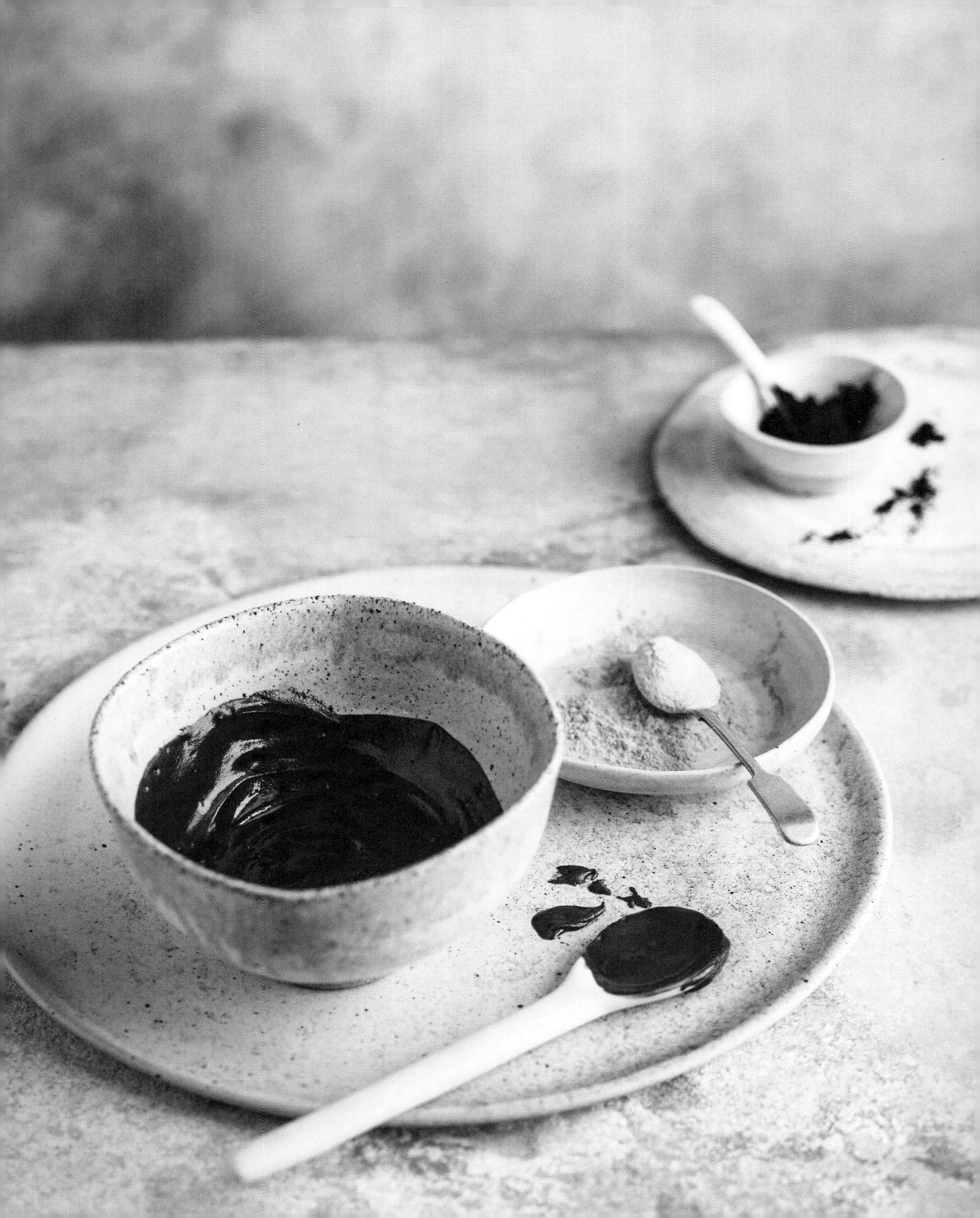

REINIGENDE MASKE MIT AKTIVKOHLE

Sie sieht zwar furchteinflößend aus und ähnelt der, die zum Grillen verwendet wird, aber es lohnt sich, sie auszuprobieren – Aktivkohle wirkt wahre Wunder auf der Haut und zieht Schmutzpartikel an wie ein Magnet. Die Substanz wird vorwiegend aus natürlichen kohlenstoffhaltigen Materialien wie Kokosnussschalen oder Bambus gewonnen und erhält durch Wärmebehandlung eine extrem poröse Oberfläche, die es erlaubt, Gifte und Schmutz an sich zu binden. Aus diesem Grund wird Aktivkohle bereits seit Jahrhunderten zur Behandlung von Vergiftungen eingesetzt und hat sich mittlerweile auch als effektives Mittel zur Hautreinigung etabliert.

Äußerlich angewendet kann Aktivkohle Verunreinigungen aus der Haut ziehen, Pickel schneller abheilen lassen und der Entstehung neuer Unreinheiten vorbeugen. Das Befreien der Haut von Giften stärkt das Immunsystem und lässt Entzündungen abklingen. Und als ob das noch nicht genug wäre – Aktivkohle macht auch die Zähne weißer!

Zur Bindung von Giften und überschüssigem Hautfett können Sie auch Bentoniterde verwenden.

FÜR 1 ANWENDUNG

2 Kapseln Aktivkohle (im Internet oder in der Apotheke erhältlich)
½ TL Bentonit
1 TL Kokosöl
1 TL Wasser

HERSTELLUNG

Den Inhalt der Aktivkohle-Kapseln und die Bentoniterde in eine kleine, nichtmetallische Schüssel geben. Mit einem Plastiklöffel vermischen. Vermeiden Sie den Einsatz von Metallgegenständen, da Aktivkohle und Bentonit dazu neigen, Metalle an sich zu binden. Kokosöl und Wasser einrühren. Die Maske direkt anwenden.

ANWENDUNG

Ein warmes, feuchtes Tuch 20–30 Sekunden auf das Gesicht legen, um die Poren zu öffnen. Das Gesicht mit einem Handtuch abtupfen. Die Maske mit den Fingerspitzen auf Gesicht und Hals auftragen und trocknen lassen. Dies dauert etwa 20 Minuten. Mit dem feuchten Tuch abnehmen und gegebenenfalls das Gesicht wie gewohnt reinigen. Hinweis: Flecken lassen sich unter Umständen schwer entfernen. Bei der Verarbeitung und Anwendung ist daher Vorsicht geboten.

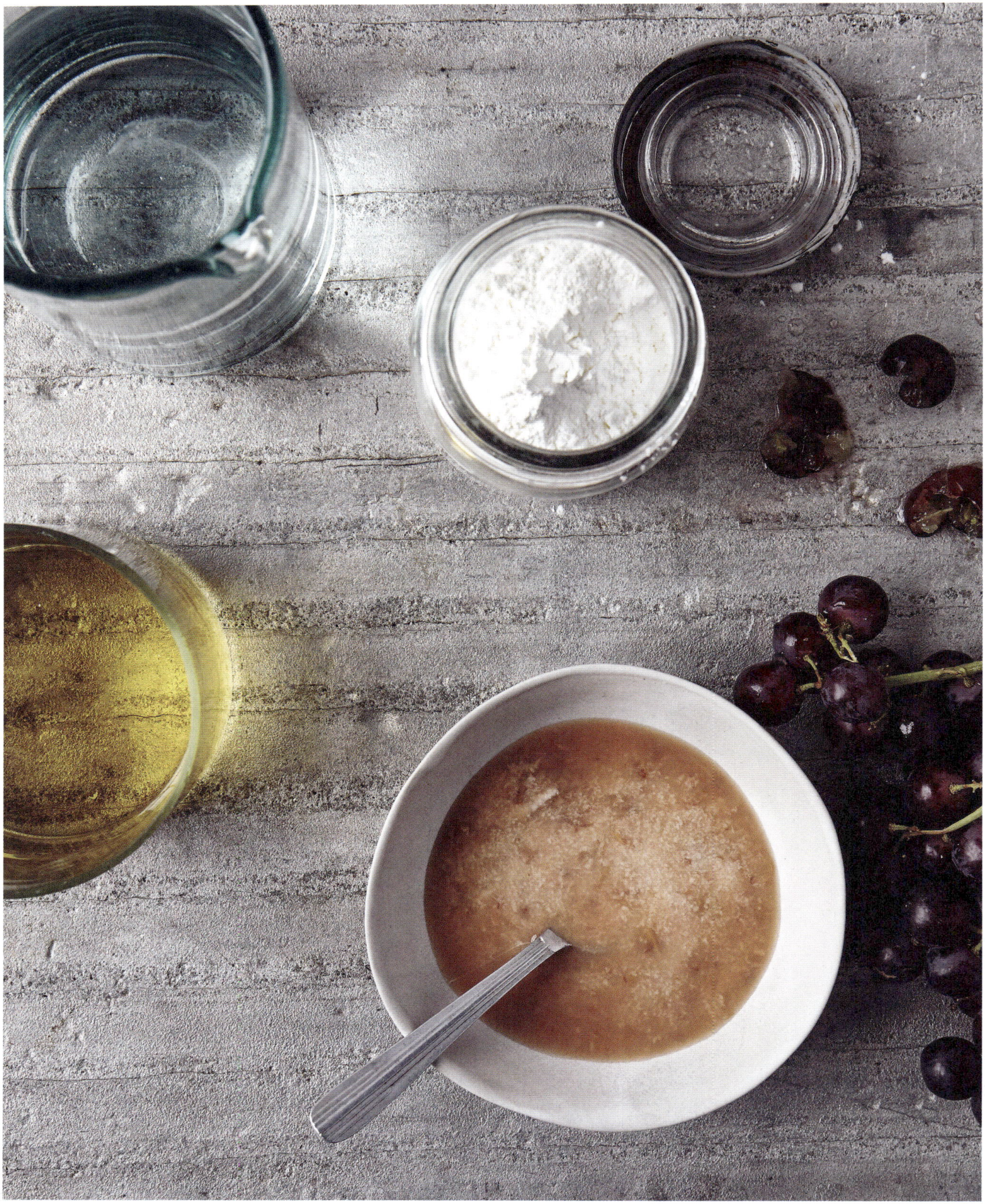

TONISIERENDE MASKE MIT ROTEN TRAUBEN

Diese Maske besteht aus einfachen Zutaten, hat es aber in sich, denn sie wirkt festigend und straffend zugleich.

Rote Weintrauben gehören zu den natürlichen und stärkenden Anti-Aging-Mitteln. Sie enthalten Resveratrol (noch mehr als ihr grünes Pendant), das die Haut festigt, ihre Elastizität verbessert und sie zum Strahlen bringt. Apfelessig wirkt adstringierend – dies strafft die Haut, lässt größere Poren kleiner und den Teint ebenmäßiger erscheinen. Während Trauben und Essig wahre Wunder bewirken, absorbiert die Maisstärke überschüssiges Hautfett.

FÜR 1 ANWENDUNG

7 rote, kernlose Weintrauben
1 TL Apfelessig
1 TL Wasser
1 TL Maisstärke

HERSTELLUNG

Die Weintrauben waschen und mit Essig und Wasser in eine Schüssel geben. Mit einem Stabmixer zu einem Saft verarbeiten. Die Maisstärke einrühren, um die Mischung anzudicken und zu binden. Direkt anwenden.

ANWENDUNG

Ein warmes, feuchtes Tuch 20–30 Sekunden auf das Gesicht legen, um die Poren zu öffnen. Das Gesicht mit einem Handtuch trocken tupfen. Die Maske mit den Fingerspitzen oder einem weichen Pinsel (zum Beispiel einem sauberen Make-up-Pinsel) auf Gesicht und Hals auftragen, dabei die Augenpartie aussparen. Mindestens 10 Minuten einwirken lassen, dann mit warmem Wasser abspülen.

CHIA-PUDDING FÜR DEN PERFEKTEN TEINT

Sicher haben Sie schon einmal Chiasamen gegessen. Doch nicht nur innerlich, sondern auch auf der Haut angewendet entfalten die Samen ihre volle Wirkung. Mit einer Reihe Omega-3-Fettsäuren verleihen sie Ihrem Teint jugendliche Strahlkraft, und die entzündungshemmenden Zutaten wie Joghurt, Zimt und Kurkuma sorgen für ein klares, gesundes Hautbild. Kein Problem, wenn Chia-Pudding aufgrund seiner glibberigen Textur nicht zu Ihren Lieblingsspeisen gehört – für eine Gesichtsmaske ist die Konsistenz gerade richtig. Und das Ergebnis kann sich sehen lassen. Andererseits können Sie, sollten Sie Chia-Pudding mögen, den Rest einfach für ein Gericht verwenden, denn dieses Rezept ergibt gleich eine ganze Schüssel.

FÜR 2 ANWENDUNGEN

2 EL Chiasamen
1 EL Naturjoghurt
1 TL Honig
Mandel- oder Kokosmilch, zum Aufgießen
1 TL gemahlener Kurkuma
1 TL gemahlener Zimt

HERSTELLUNG

Chiasamen, Joghurt und Honig in einer kleinen Schüssel verrühren. So viel Mandel- oder Kokosmilch zugießen, dass die Zutaten gerade bedeckt sind. Mindestens 1 Stunde ruhen lassen, bis die Mischung eine gallertartige Textur hat. Kurkuma und Zimt einrühren.

Die Pudding-Maske direkt anwenden. Den Rest in einen luftdicht schließenden Behälter geben und kalt stellen. Innerhalb von 3 Tagen verbrauchen oder als Mahlzeit verwenden.

ANWENDUNG

Ein warmes, feuchtes Tuch 20–30 Sekunden auf das Gesicht legen, um die Poren zu öffnen. Das Gesicht mit einem Handtuch trocken tupfen. 1–2 Esslöffel der Maske mit den Fingerspitzen auf Gesicht und Hals auftragen und trocknen lassen, dabei die Augenpartie aussparen. Mindestens 15 Minuten einwirken lassen, dann mit warmem Wasser abspülen.

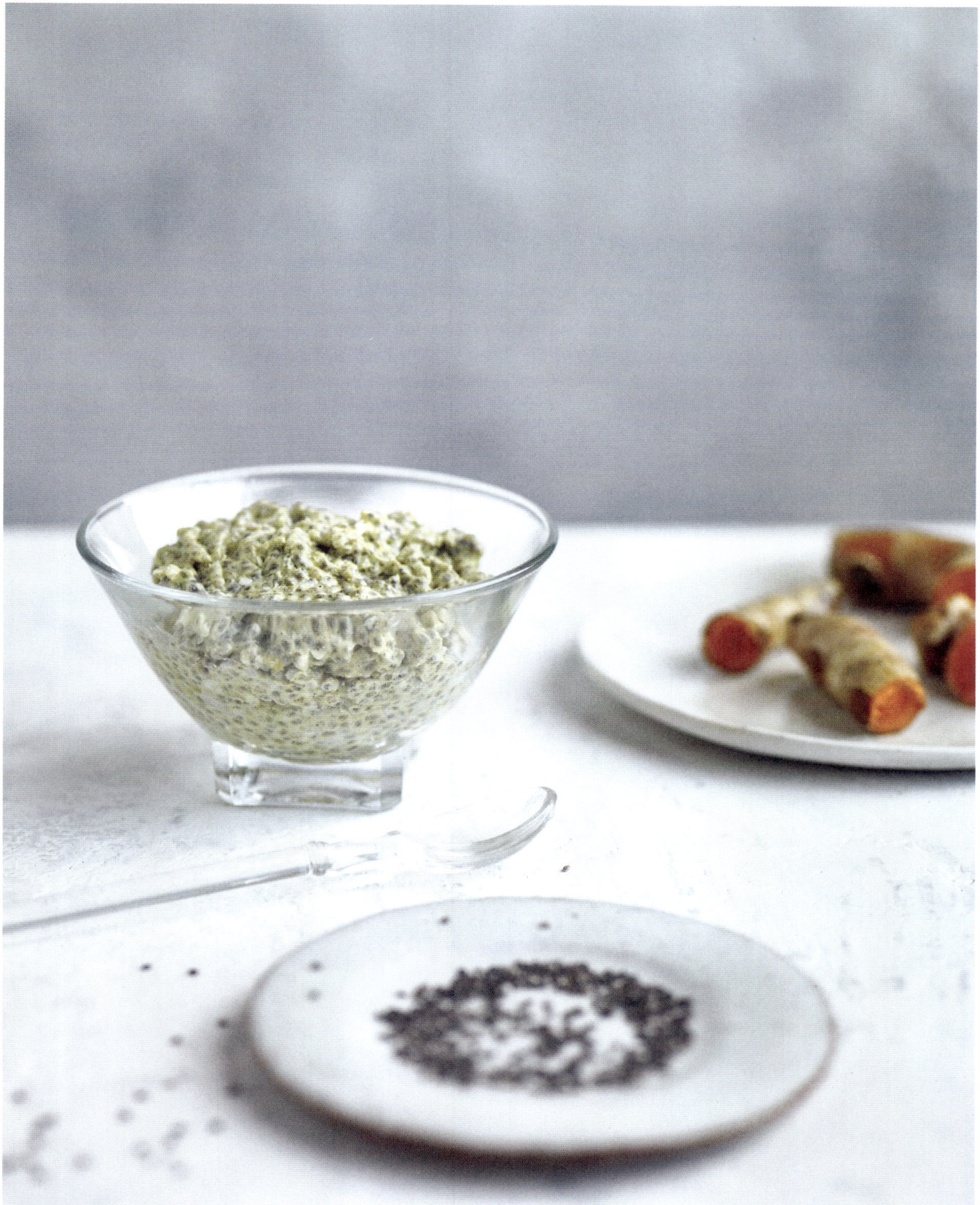

KARTOFFEL-GRÜNTEE-PADS FÜR STRAHLENDE AUGEN

Sie werden überrascht sein, wie sehr die Haut – besonders um die Augen herum – von einer gewöhnlichen Kartoffel profitieren kann.

Wir alle kennen es: geschwollene Augen und Tränensäcke. Grund dafür sind Stress, Sorgen, Schlafmangel, Rauchen, eine zu geringe Flüssigkeitsaufnahme oder ein zu hoher Alkoholkonsum. All diese Faktoren führen zu einer Verlangsamung des Lymphabflusses und damit zu Flüssigkeitsansammlungen unter den Augen. Kartoffeln enthalten Vitamin B und C, Kalzium, Eisen sowie das Enzym Catecholase, das den Lymphfluss anregt, dunkle Augenringe verblassen lässt, die empfindliche Augenpartie regeneriert und zum Strahlen bringt.

Dieses Rezept besteht aus Kartoffeln und Grüntee, dessen Koffeingehalt die Haut um die Augen herum kurzfristig strafft und damit strahlen lässt. Der Tee liefert der Haut außerdem wichtige Antioxidantien.

FÜR 1 ANWENDUNG

1 Beutel Grüntee
1 Kartoffel (geschält oder ungeschält)

HERSTELLUNG

Den Teebeutel in eine Tasse mit heißem, aber nicht mehr kochendem Wasser geben und ziehen lassen. Sobald der Tee abgekühlt ist, den Beutel entnehmen und die Tasse abgedeckt für mindestens 30 Minuten in den Kühlschrank stellen.

Die Kartoffel in dünne Scheiben schneiden. Sie sollten schön biegsam sein. 2 Kartoffelscheiben in den Tee geben und abgedeckt mindestens 2 Stunden im Kühlschrank ziehen lassen.

ANWENDUNG

Die Kartoffelscheiben aus dem Tee nehmen und einige Minuten auf einem Stück Küchenpapier oder einem sauberen Küchentuch abtropfen lassen. Dann zurücklehnen und jeweils 1 Kartoffelscheibe auf jedes geschlossene Augenlid legen. Mindestens 10 Minuten einwirken lassen, abnehmen und das Gesicht wie gewohnt reinigen.

BERUHIGENDE AUGENMASKE MIT KAMILLENTEE

Viele Kräutertees entfalten äußerlich angewendet eine heilende Kraft auf die Haut und wirken mit ihrer Fülle von Antioxidantien besonders effektiv bei Problemhaut und gegen Entzündungen. Kamillentee sticht durch seine beruhigende Wirkung heraus und eignet sich daher gut für sensible Haut.

Wenn Sie müde, wetterfühlig oder einfach etwas erschöpft sind, geben Sie 2 Teebeutel in eine Tasse mit heißem, aber nicht mehr kochendem Wasser und lassen Sie den Tee ziehen. Sobald er abgekühlt ist, die Teebeutel entnehmen und jeweils einen auf jedes geschlossene Augenlid legen. Indem Sie sich gemütlich zurücklehnen und für einige Minuten die erfrischende Schwere auf Ihren Augenlidern spüren, werden Sie nicht nur die beruhigende Wirkung der Kamille, sondern auch den Moment der völligen Entspannung zu schätzen wissen.

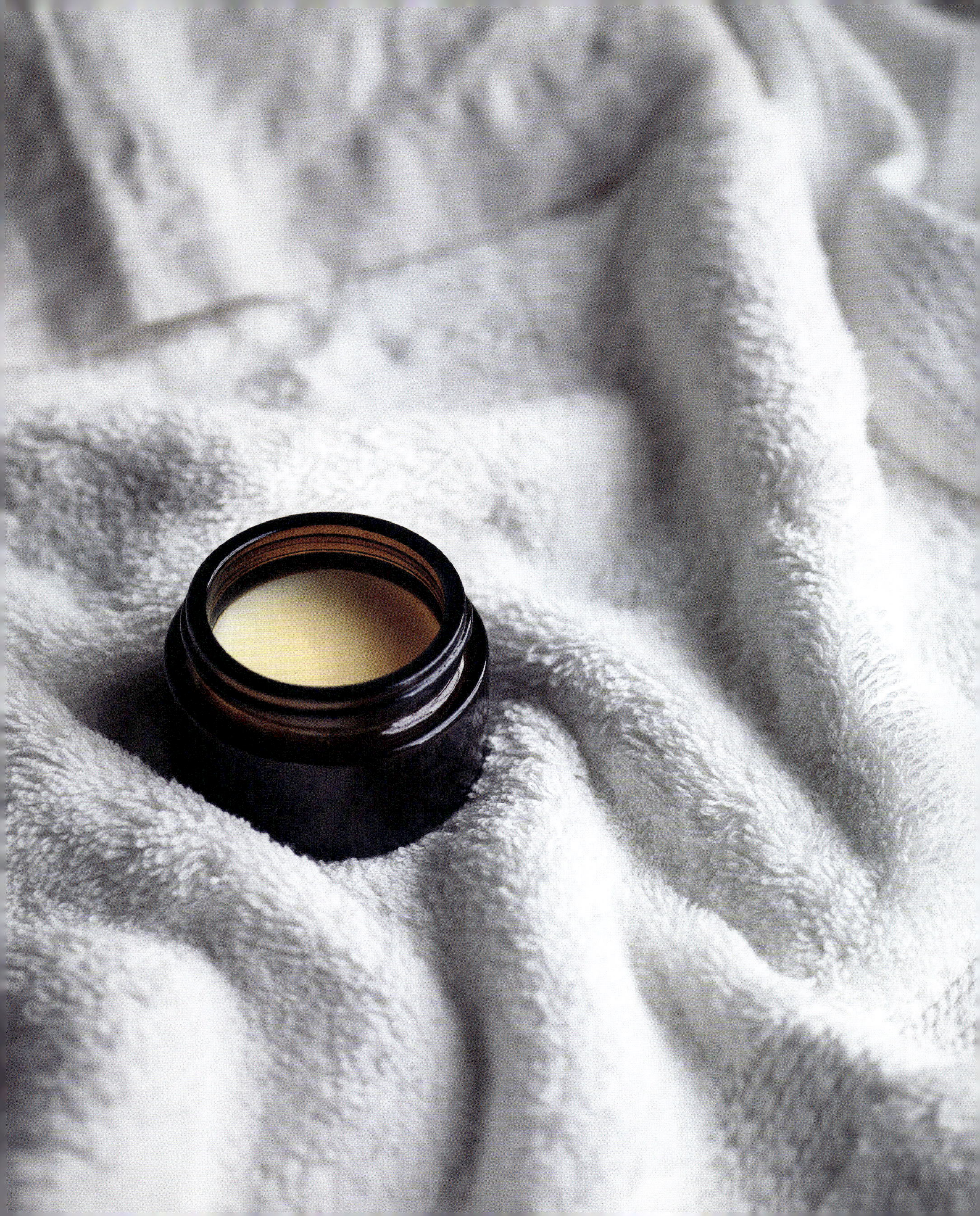

AUGENBALSAM FÜR JEDEN TAG

Die Haut um die Augen ist äußerst empfindlich und kann leicht austrocknen. Dadurch kann die gesamte Augenpartie schnell müde und stumpf wirken. Zudem zeichnen sich feine Fältchen ab. Dieser Augenbalsam ist einfach herzustellen und steckt dank der Kombination aus Sheabutter und Wildrosenöl voller antientzündlicher Nährstoffe. Er versorgt die zarte Haut rund um die Augen mit Vitamin E und A, pflegt intensiv, strafft und festigt, sodass sichtbare Zeichen der Alterung in Schach gehalten werden.

Bei täglicher Verwendung des Augenbalsams werden Sie schnell feststellen, dass Ihre Augenpartie glatter und geschmeidiger wirkt – und sich fragen, wie Sie bisher bloß ohne dieses Wundermittel ausgekommen sind.

FÜR 1 SALBENTIEGEL (60 ML)

3 EL Sheabutter
1 TL Bienenwachs
2 EL Wildrosenöl
optional: 1 Vitamin-E-Kapsel zur Extrapflege (erhältlich in der Drogerie oder Apotheke)

HERSTELLUNG

Sheabutter und Bienenwachs im Wasserbad bei kleiner Hitze schmelzen (siehe Seite 11). Das Wildrosenöl einrühren. Den Topf vom Herd nehmen und 5–10 Minuten abkühlen lassen (aber nicht so lange, dass die Mischung fest zu werden beginnt). Falls verwendet, den Inhalt der Vitamin-E-Kapsel einrühren. Den Balsam in einen Tiegel oder einen anderen luftdicht schließenden Behälter füllen (Aluminiumdosen eignen sich zum Beispiel gut zum Mitnehmen). Mindestens 2 Stunden an einem sauberen, trockenen Ort abkühlen lassen und erst dann mit dem Deckel verschließen oder verwenden.

Kühl und trocken gelagert hält sich der Balsam bis zu 4 Monate.

ANWENDUNG

Morgens und abends oder nach Bedarf etwas Balsam mit den Fingerspitzen auf die Augenpartie auftragen und sanft einklopfen.

VERJÜNGENDE AUGENMASKE MIT KAROTTE

Diese großartige Augenmaske reguliert den Feuchtigkeitshaushalt der Augenpartie und bringt sie zum Strahlen. Sie wirkt gezielt gegen Augenringe sowie feine Linien und Fältchen, die vor allem sichtbar werden, wenn die Haut um die Augen stumpf und trocken ist.

Karotten kommen der Haut mit ihrem hohen Nährstoff- und Carotingehalt zugute. Carotin wird im Körper zu Vitamin A umgewandelt, das die Kollagenproduktion anregt. Kollagen hält die Haut elastisch und geschmeidig. Die Fettsäuren des Kokosöls pflegen intensiv (siehe Seite 57) und glätten die Augenpartie.

FÜR 2 ANWENDUNGEN

1 EL Kokosöl
1 kleine Karotte, fein gehackt
1 TL Wasser

HERSTELLUNG

Das Kokosöl sollte vor der Verarbeitung fest sein. Da es in warmer Umgebung sehr weich bis flüssig wird, stellen Sie flüssiges Öl zunächst 30 Minuten in den Kühlschrank.

Kokosöl, Karottenstücke und Wasser in eine Schüssel geben und mit dem Stabmixer zu einer cremigen Paste rühren. Abgedeckt mindestens 1 Stunde im Kühlschrank fest werden lassen.

Die Maske direkt anwenden. Den Rest in einen luftdicht schließenden Behälter geben und kalt stellen. Innerhalb von 1–2 Tagen verbrauchen.

ANWENDUNG

Die Haut benötigt Zeit, um die Inhaltsstoffe der Maske aufzunehmen. Tragen Sie die Paste daher am besten als Nachtpflege auf oder mindestens 4 Stunden, bevor Sie Augen-Make-up verwenden, um ein Verschmieren zu vermeiden.

Die Maske mit den Fingerspitzen oder einem weichen Pinsel (zum Beispiel einem sauberen Make-up-Pinsel) auf Gesicht und Hals auftragen, dabei die Augenpartie aussparen. Mindestens 20 Minuten einwirken lassen, dann sanft mit einem feuchten, warmen Tuch abtupfen.

KOKOSÖL ALS AUGEN-MAKE-UP-ENTFERNER

Das ist der beste Augen-Make-up-Entferner, den ich je ausprobiert habe! Das Kokosöl reinigt nicht nur besonders gründlich, sondern liefert auch Nährstoffe, welche die Wimpern pflegen und stärken. Vermutlich werden Sie Ihre Augen nie wieder mit konventionellen Produkten abschminken wollen!

FÜR 1 ANWENDUNG

1 TL Kokosöl (oder etwas weniger)

HERSTELLUNG
Das flüssige Kokosöl zwischen den Handflächen verreiben und direkt verwenden.

ANWENDUNG
Das Kokosöl mit den Fingerspitzen auf die Augenpartie auftragen und sanft einmassieren. Das Augen-Make-up löst sich sofort. Mit warmem Wasser abspülen und überschüssiges Öl sanft mit einem sauberen Wattepad abtupfen.

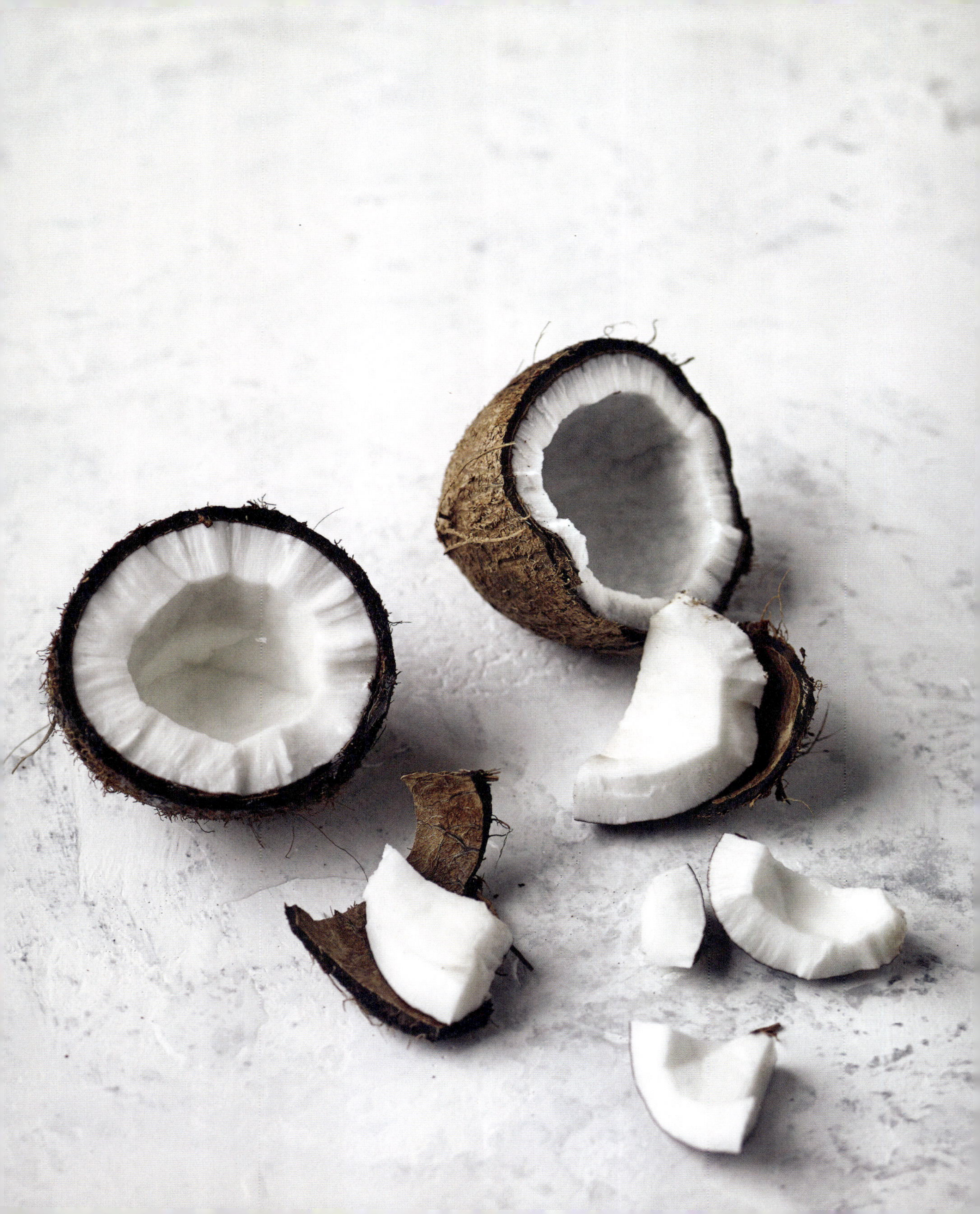

KOKOSÖL

UNTER DER LUPE

Die Kokosnuss erfreut sich immer größerer Beliebtheit. Ob als Kokosöl, Kokosmilch oder Kokoszucker – das Superfood scheint ein richtiges Wundermittel zu sein. Die für ihre ernährungsphysiologischen Eigenschaften viel gepriesene Frucht wird in der Hautpflege für ihr Öl geschätzt. Es besteht vor allem aus mittelkettigen Fettsäuren (siehe Seite 12), die dazu beitragen, die oberste Hautschicht gesund zu halten und ihre Hauptfunktionen bestmöglich zu unterstützen. Kokosöl bewahrt die Feuchtigkeit der Haut und schützt sie vor äußeren Einflüssen. Darüber hinaus wirkt es auf natürliche Weise entzündungshemmend. Dank seines hohen Gehaltes an Laurinsäure (auch in Muttermilch enthalten) werden Bakterien abgetötet und somit Hautunreinheiten vorgebeugt. Auch das Haar profitiert von Kokosöl, das besser als andere Pflanzenöle in der Lage ist, in die Haarwurzel einzudringen.

Im Vergleich zu anderen Pflanzenölen ist Kokosöl einzigartig, denn aufgrund der Laurinsäure ist es bei Temperaturen unter 24 Grad fest. Mit seiner butterartigen Konsistenz können in wenigen Schritten außerordentlich reichhaltige, cremige Hautpflegeprodukte hergestellt werden. Dabei behält es seine positiven Eigenschaften auch dann, wenn es sich aufgrund wärmerer Temperaturen verflüssigt. Wird eine feste Konsistenz bevorzugt, sollten das Öl oder daraus hergestellte Hautpflegeprodukte im Kühlschrank aufbewahrt werden.

Wählen Sie immer unbehandeltes oder natives Kokosöl, da es nicht industriell und unter Einwirkung von Wärme gewonnen wird und seine Nährstoffe weitestgehend erhalten bleiben.

Überzeugen Sie sich selbst davon, wie positiv dieses Öl Ihr Hautbild beeinflussen kann. Es ist die perfekte Grundlage für eine ganze Reihe natürlicher Pflegeprodukte.

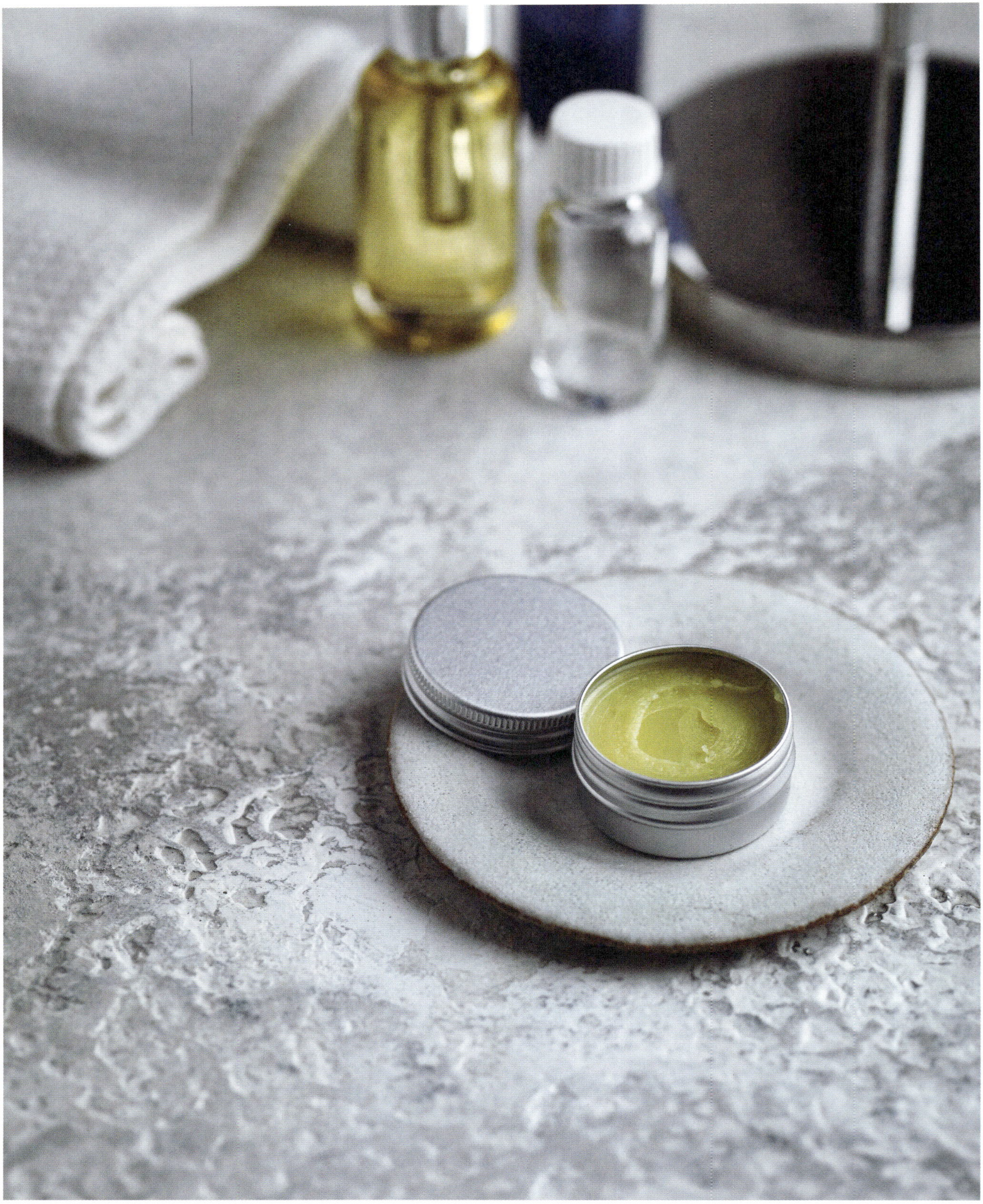

EINFACHER LIPPENBALSAM

Viele konventionelle Lippenpflegeprodukte wirken austrocknend auf die Lippen, da ihre Inhaltsstoffe die Haut reizen und zu Entzündungen und Feuchtigkeitsverlust führen. So haben Sie das Gefühl, dass sie das Produkt immer wieder auftragen müssen, weil Ihre Lippen Feuchtigkeit benötigen – ein Teufelskreis. Kampfer, Menthol, Salicylsäure und Duftstoffe können besonders irritierend wirken und sollten daher gemieden werden.

Früher litt ich häufig unter trockenen Lippen. Seitdem ich jedoch meine eigene Pflege zubereite, weiß ich, dass natürliche Lippenpflegeprodukte um ein Vielfaches wirksamer sind als handelsübliche Produkte aus der Drogerie oder Apotheke.

Dieser intensiv pflegende Lippenbalsam schützt und beruhigt die Lippen das ganze Jahr über. Kokosöl schleust Feuchtigkeit tief in die Haut, während seine antibakteriellen Eigenschaften heilen und für ein geschmeidiges Gefühl sorgen (siehe Seite 57). Avocadoöl spendet und bewahrt Feuchtigkeit. Bienenwachs bildet einen beruhigenden Schutzfilm, der die Lippen vor weiterem Austrocknen schützt.

Dieses Rezept enthält keine ätherischen Öle. Wenn Sie möchten, fügen Sie 4–5 Tropfen eines Öls Ihrer Wahl hinzu (siehe Seite 14) – zum Lippenbalsam passen beispielsweise Pfefferminze, Zitrone, Orange, Rose oder Ylang Ylang.

FÜR 2 BALSAMTIEGEL (À 15 ML)

- **1 TL Bienenwachs**
- **1 EL Kokosöl**
- **1 TL Avocadoöl**
- **optional: 1 Vitamin-E-Kapsel zur Extrapflege (erhältlich in der Drogerie oder Apotheke)**

HERSTELLUNG

Das Bienenwachs im Wasserbad bei kleiner Hitze schmelzen (siehe Seite 11). Kokosöl und Avocadoöl einrühren. Den Topf vom Herd nehmen und 5–10 Minuten abkühlen lassen (aber nicht so lange, dass die Mischung fest zu werden beginnt). Falls verwendet, den Inhalt einer Vitamin-E-Kapsel einrühren. Den Balsam in 2 Balsamtiegel, Aluminiumdosen oder andere luftdicht schließende Behälter füllen. Mindestens 2 Stunden an einem sauberen, trockenen Ort abkühlen lassen und erst dann mit dem Deckel verschließen oder verwenden.

Kühl und trocken gelagert hält sich der Balsam bis zu 6 Monate.

ANWENDUNG

Den Balsam bei Bedarf großzügig auf die Lippen auftragen.

LIPPENBALSAM MIT KAKAO & ORANGE

Dieser Balsam spendet extra viel Feuchtigkeit und verwöhnt die Lippen noch dazu mit köstlichen Schoko-Orangen-Aromen. Unraffinierte Kakaobutter eignet sich besonders gut zur Hautpflege, da sie reich an Vitamin E und Omega-6-Fettsäuren ist. Diese bilden einen Schutzfilm auf den Lippen und schließen so die Feuchtigkeit ein. Das herrlich duftende ätherische Orangenöl heilt und beruhigt.

FÜR 2 BALSAMTIEGEL (À 15 ML)

1 TL Bienenwachs
1 TL Kakaobutter
1 EL Mandelöl
4 Tropfen ätherisches Orangenöl

HERSTELLUNG
Bienenwachs und Kakaobutter im Wasserbad bei kleiner Hitze schmelzen (siehe Seite 11). Das Mandelöl einrühren. Den Topf vom Herd nehmen und 5–10 Minuten abkühlen lassen (aber nicht so lange, dass die Mischung fest zu werden beginnt). Dann das Orangenöl einrühren. Den Balsam in 2 Balsamtiegel, Aluminiumdosen oder andere luftdicht schließende Behälter füllen. Mindestens 2 Stunden an einem sauberen, trockenen Ort abkühlen lassen und erst dann mit dem Deckel verschließen oder verwenden.

Kühl und trocken gelagert hält sich der Balsam bis zu 6 Monate.

ANWENDUNG
Den Balsam bei Bedarf großzügig auf die Lippen auftragen.

VEGANER LIPPENBALSAM

Wenn Sie vegan leben, kann die Suche nach einer guten natürlichen Lippenpflege schwer sein, da viele Produkte Bienenwachs enthalten. Dieses Rezept besteht aus nur zwei Zutaten – Sheabutter und einem ätherischen Öl nach Wahl. Es stellt eine hervorragende vegane Alternative dar, da es genau so reichhaltig und feuchtigkeitsspendend ist wie Produkte auf Bienenwachsbasis.

Sie können Bienenwachs übrigens generell durch das vegane Karnauba- oder Candelillawachs ersetzen (siehe Seite 16).

FÜR 4 BALSAMTIEGEL (À 15 ML)

2 EL Sheabutter
8 Tropfen ätherisches Öl (je 2 pro Portion), z. B. Pfefferminze, Zitrone, Orange, Rose oder Ylang Ylang (siehe Seite 14).

HERSTELLUNG

Sheabutter im Wasserbad bei kleiner Hitze schmelzen (siehe Seite 11). Den Topf vom Herd nehmen und den Balsam in 4 Tiegel oder Dosen füllen. 5 Minuten abkühlen lassen, dann mit einem Cocktailspieß 2 Tropfen ätherisches Öl in jede Portion einrühren. Mindestens 2 Stunden an einem sauberen, trockenen Ort abkühlen lassen und erst dann mit dem Deckel verschließen oder verwenden.

Kühl und trocken gelagert hält sich der Balsam bis zu 6 Monate.

ANWENDUNG

Den Balsam bei Bedarf großzügig auf die Lippen auftragen.

LIPPENPEELING MIT BRAUNEM ZUCKER & VANILLE

Ein Lippenpeeling kann, mehrmals wöchentlich angewendet, die Geschmeidigkeit und den Feuchtigkeitsgehalt Ihrer Lippen positiv beeinflussen. Geben Sie kein Geld für teure Produkte aus. In wenigen Schritten können Sie Ihr eigenes Lippenpeeling herstellen, das dazu auch noch genauso wirksam ist – versprochen! Diese Behandlung trägt tote Hautzellen auf sanfte Weise ab, versorgt die Lippen mit Nährstoffen und spendet intensiv Feuchtigkeit. Sie können den Balsam sogar essen!

FÜR 1 ANWENDUNG

1 TL weicher Vollrohrzucker
1 TL Olivenöl
4–5 Tropfen Vanilleextrakt

HERSTELLUNG

Alle Zutaten in einer kleinen Schüssel sorgfältig verrühren. Der Zucker sollte komplett feucht sein, etwa wie nasser Sand. Gegebenenfalls noch etwas Öl oder Zucker einrühren, damit das Peeling die richtige Konsistenz erhält.

Die Mischung direkt anwenden oder in einen kleinen Glastiegel oder einen anderen luftdicht schließenden Behälter füllen und an einem dunklen, möglichst kühlen Ort lagern. Innerhalb von 1 Woche verbrauchen.

ANWENDUNG

Das Peeling auf die Lippen geben und sanft einmassieren. Dann mit einem sauberen, feuchtwarmen Tuch abtupfen. Anschließend einen natürlichen Lippenbalsam auftragen (siehe Seite 59–61). Ich empfehle, dieses Peeling nicht öfter als zwei Mal pro Woche anzuwenden, um eine Reizung der Lippen oder die Beseitigung schützender natürlicher Öle zu vermeiden.

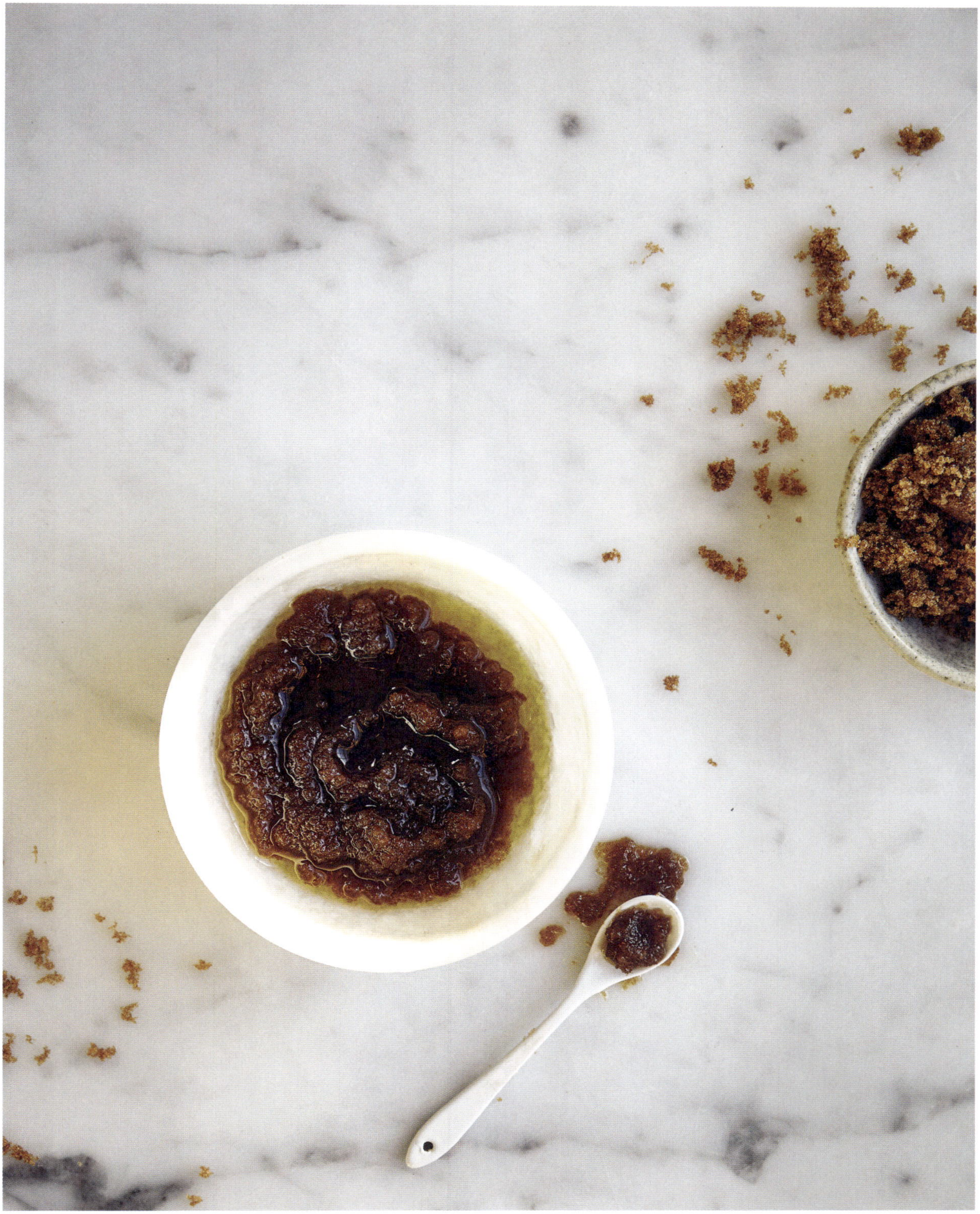

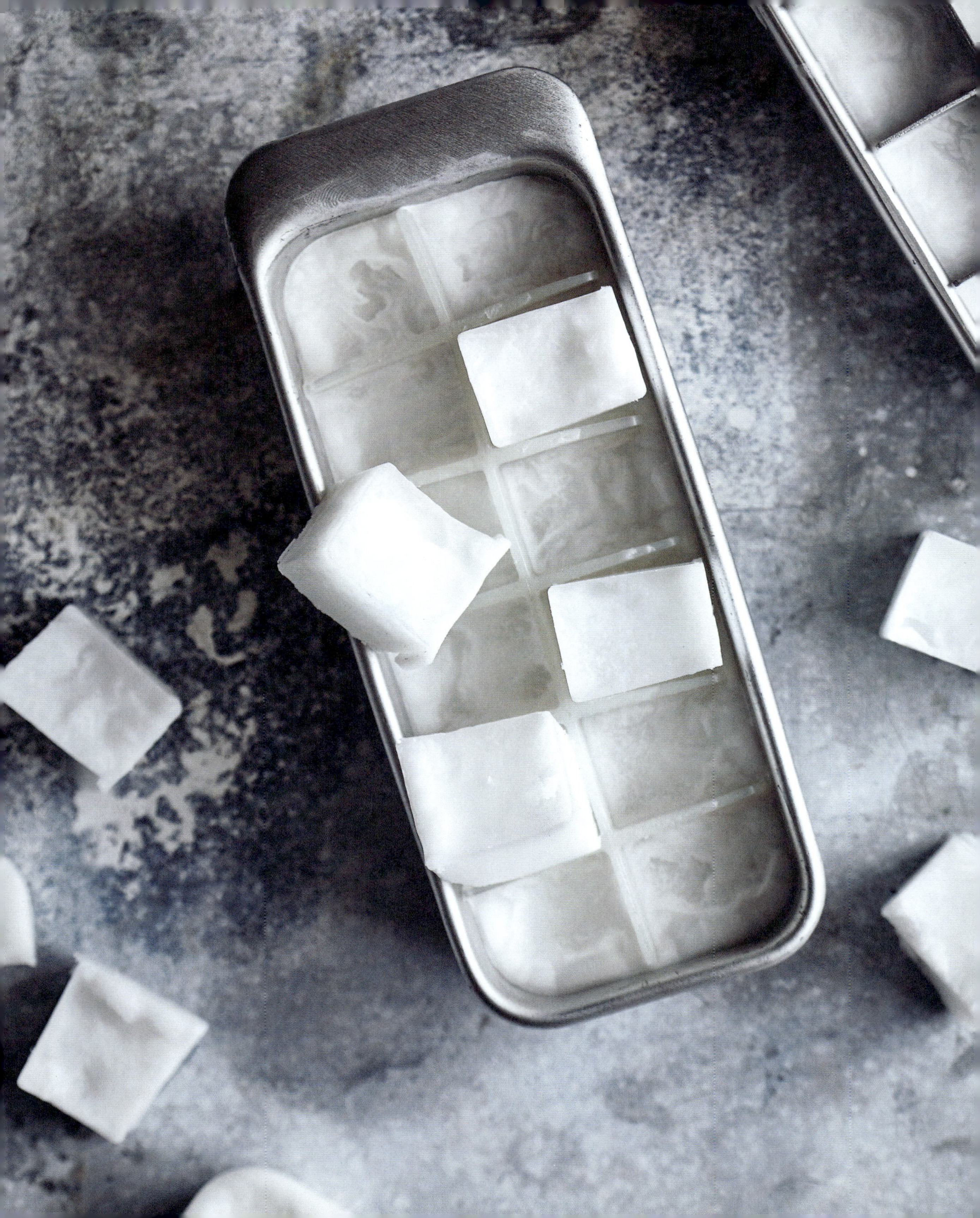

WÜRFEL ZUM ÖLZIEHEN

Das Ölziehen ist eine Entgiftungsmethode, die ihre Wurzeln im traditionellen Ayurveda hat. Der Grundgedanke besteht darin, mit einem Esslöffel Öl den Mund bis zu 20 Minuten auszuspülen. Dieser Vorgang ist zwar etwas gewöhnungsbedürftig, bereichert Ihre Mundhygiene jedoch auf wunderbare Weise.

Das Konzept ist einfach: Während Sie das Öl im Mund hin- und herbewegen, bindet es Bakterien und Gifte an sich, die dann beim Ausspucken aus dem Körper gelangen. Das Entfernen von Bakterien im Mund wirkt der Bildung von Plaque entgegen, stärkt das Zahnfleisch, erfrischt den Atem und hält die Zähne weiß. Prominente wie Gwyneth Paltrow und Miranda Kerr schwören auf diese Methode – probieren Sie es einfach selbst einmal aus.

Sie können jedes pflanzliche Öl verwenden, jedoch hat Kokosöl ausgezeichnete antibakterielle sowie antimikrobielle Eigenschaften und schmeckt dazu noch angenehm. Es besitzt bei bis zu einer Temperatur von 24 Grad eine feste Konsistenz, sodass es sich bequem in Würfel portionieren lässt. Das Rezept reicht für mehrere Wochen, wobei jede Portion genau die richtige Menge für das tägliche Ölziehen hat.

FÜR ETWA 15 PORTIONEN

460 g festes Kokosöl oder 500 ml flüssiges Kokosöl
optional: 20 Tropfen ätherisches Pfefferminzöl
1 Eiswürfelbehälter

HERSTELLUNG

Festes Kokosöl im Wasserbad bei kleiner Hitze schmelzen (siehe Seite 11). Den Topf vom Herd nehmen und 10–15 Minuten abkühlen lassen. Falls verwendet, das Pfefferminzöl einrühren. Die Mischung in den Eiswürfelbehälter füllen und 1–2 Stunden in den Gefrierschrank stellen, bis das Öl fest geworden ist. Die Würfel einzeln entnehmen und mit einem Messer halbieren.

In einen luftdicht schließenden Behälter geben und kühl lagern. Die Würfel halten sich bis zu 1 Monat.

ANWENDUNG

Nach ayurvedischer Methode sollte das Ölziehen am besten am Morgen und mit leerem Magen durchgeführt werden. Der Würfel wird flüssig, sobald Sie ihn in den Mund nehmen. Das Öl hin- und herbewegen und immer wieder durch die Zahnzwischenräume ziehen. Dieser Vorgang sollte 20 Minuten dauern. Zunächst schaffen Sie vielleicht nur 5 Minuten; mit der Zeit wird es jedoch einfacher. Spucken Sie das Öl im Anschluss aus – aber lieber in den Müll als ins Waschbecken, denn wenn es erstarrt, kann es den Abfluss verstopfen.

- KAPITEL ZWEI -

HAAR

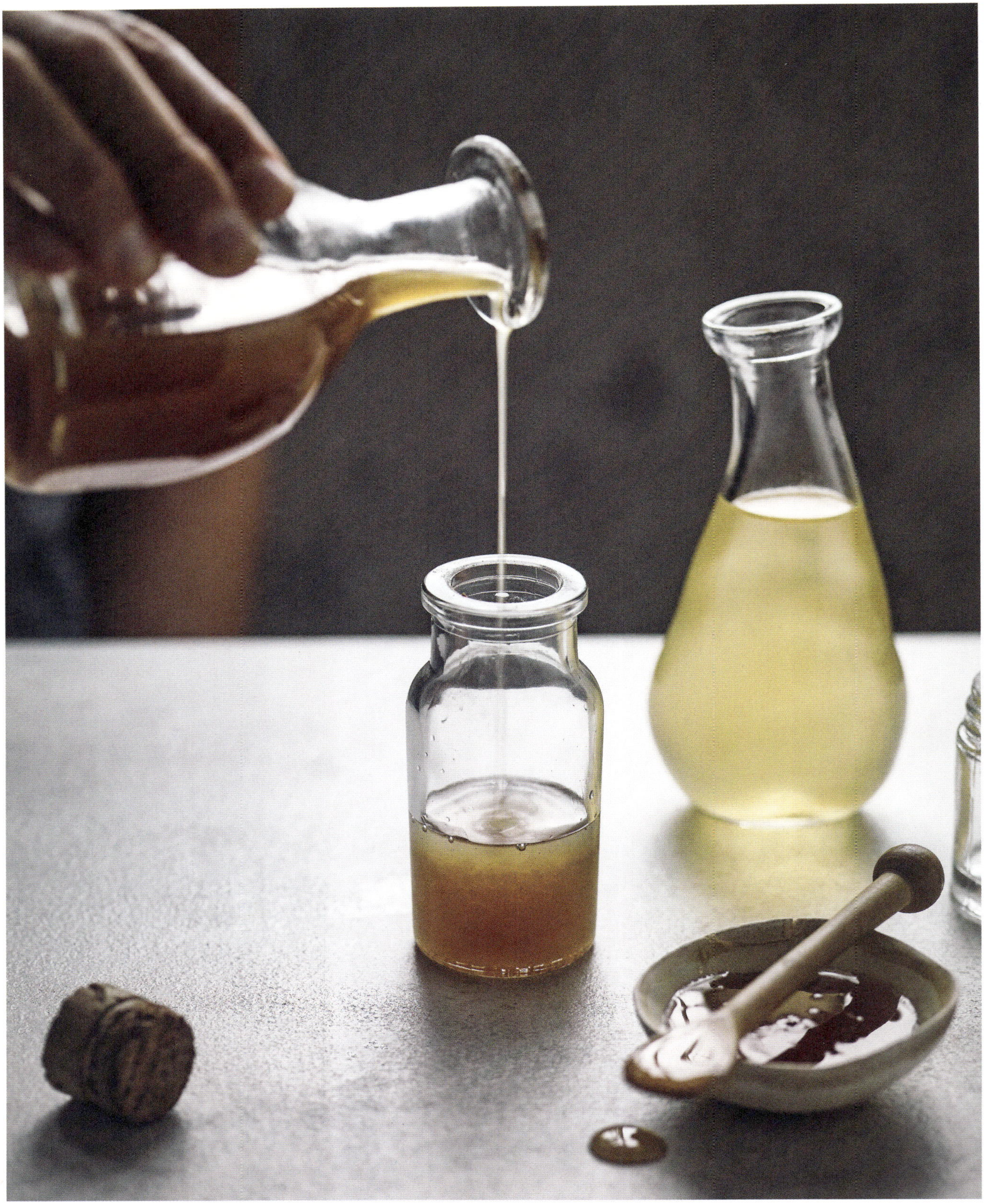

WARME INTENSIV-HAARKUR MIT KOKOSÖL & HONIG

Dies ist eine sehr einfache, aber wirksame und effektive Mischung mit nur zwei Hauptzutaten: Kokosöl und Manukahonig. Ihre Haare werden diese Kur förmlich aufsaugen.

Naturbelassenes Kokosöl enthält Laurinsäure (siehe Seite 57), das sich an die Proteine im Haar bindet und sowohl Haarwurzeln als auch Haarlängen vor Bruch schützt. Seine Eigenschaften erlauben dem Öl, bis tief in die Haarwurzeln einzudringen und intensiv Feuchtigkeit zu spenden, ohne dabei einen fettigen Film zu hinterlassen. So ist das Haar vor Verschmutzung und übermäßiger Hitze geschützt. Manukahonig (siehe Seite 113) ist ein Wundermittel für das Haar. Mit seinen antibakteriellen Eigenschaften wirkt er gegen Schuppen und Verunreinigungen auf der Kopfhaut, stärkt die Haarfollikel und fördert den Haarwuchs. Als natürlicher Feuchtigkeitsspender pflegt er das Haar intensiv und macht es weich und geschmeidig. Der Honig verklebt nicht und lässt sich problemlos mit Shampoo ausspülen.

Rosmarin stärkt und stimuliert die Haarfollikel, fördert die Durchblutung der Kopfhaut und liefert wertvolle Nährstoffe für kräftiges und gesundes Haar.

FÜR 1 ANWENDUNG

2 EL Kokosöl
1 TL Manukahonig
5 Tropfen ätherisches Rosmarinöl
5 Tropfen ätherisches Lavendelöl

HERSTELLUNG

Festes Kokosöl im Wasserbad bei kleiner Hitze schmelzen (siehe Seite 11), dann den Honig einrühren. Den Topf vom Herd nehmen und 2 Minuten abkühlen lassen. Die ätherischen Öle untermischen. Die Haarkur anwenden, solange sie noch warm ist – so kann sie besser in die Haarfollikel eindringen.

ANWENDUNG

Die warme Maske ins feuchte Haar geben. Beginnend an der Kopfhaut über die Haarlängen bis in die Spitzen einmassieren. Die Haare bei entsprechender Länge zu einem Dutt binden, gegebenenfalls mit einer Duschhaube bedecken und die Maske mindestens 30–40 Minuten einwirken lassen. Mit dem gewohnten Shampoo ausspülen. Ich empfehle ein zweimaliges Ausspülen, um alle Rückstände der Maske zu entfernen. Den Good-Hair-Day genießen!

APFELESSIG-GLANZ-SPÜLUNG

Apfelessig ist unglaublich vielseitig in der natürlichen Hautpflege einsetzbar – und wunderbar für die Haare! Er ist in der Lage, Fett und Produktablagerungen zu lösen, ohne dabei die wertvollen natürlichen Haarfette zu entfernen. Er schließt die Schuppenschicht des Haars und beugt damit Verknotungen vor. All dies hat einen sichtbaren Effekt – nach dem Waschen mit Apfelessig nimmt Ihr Haar einen strahlenden Glanz an, den Sie nie für möglich gehalten hätten!

Mit seinen antibakteriellen, pilzhemmenden und pH-Wert-stabilisierenden Eigenschaften verschafft Apfelessig auch bei trockener und juckender Kopfhaut Linderung oder bei der Behandlung von Schuppen. Er stärkt die Haarfollikel und regt das Haarwachstum an. Verwenden Sie ungefilterten und unpasteurisierten Apfelessig, um bestmögliche Ergebnisse zu erzielen (siehe Seite 19).

FÜR 1 ANWENDUNG

2 EL Apfelessig
2 EL Wasser

HERSTELLUNG
Essig und Wasser in eine kleine Schüssel geben.

ANWENDUNG
Nach der Haarwäsche Essig und Wasser verrühren und ins Haar geben. Mit den Fingerspitzen sanft in die Kopfhaut einmassieren. 5 Minuten einwirken lassen, dann gründlich mit Wasser ausspülen. Der Essig macht das Haar weich und geschmeidig, sodass ein Conditioner überflüssig wird. Die Spülung ein Mal pro Monat, aber nicht öfter als ein Mal pro Woche anwenden, damit die natürlichen Haarfette erhalten bleiben.

KRÄFTIGENDE BRENNNESSEL-SPÜLUNG

Brennnesseln enthalten eine Fülle von Vitaminen und Mineralstoffen und werden schon seit Jahrtausenden zu medizinischen Zwecken genutzt. Sie sind in vielerlei Hinsicht hochwirksam – sie nähren und schützen die Haarfollikel, helfen bei Haarausfall und schenken kraftvolles, gesundes Haar. Brennnesseln regen die Durchblutung der Kopfhaut an und sorgen für schnelleres und stärkeres Wachstum der Haare. Keine Sorge – einmal ins Wasser gegeben, brennen die Blätter nicht mehr.

In Verbindung mit Apfelessig, der antibakteriell, pilzhemmend und ausgleichend auf den pH-Wert der Kopfhaut wirkt, ist diese Spülung ein absolutes Allround-Talent für gesundes und schönes Haar.

FÜR 1 ANWENDUNG

3 EL frische Brennnesselblätter (mit Gummihandschuhen anfassen!)
1 Tasse kochendes Wasser
1 EL Apfelessig

HERSTELLUNG
Die Brennnesselblätter ins kochende Wasser geben und 30 Minuten ziehen lassen. Das Wasser durch ein Sieb in eine Schüssel gießen und den Essig einrühren. Direkt anwenden.

ANWENDUNG
Die Spülung nach der Haarwäsche über den Kopf gießen. Beginnend an der Kopfhaut über die Haarlängen bis in die Spitzen einmassieren. Ein Ausspülen ist nicht notwendig und wahrscheinlich brauchen Sie im Anschluss auch keinen Conditioner. Die Spülung sollte ein Mal pro Monat angewendet werden, bei Bedarf öfter.

HAAR-PARFUM

Dieses einfache Spray verleiht dem Haar einen herrlichen Duft, ohne es auszutrocknen oder zu strapazieren. Das enthaltene Öl spendet sogar etwas Feuchtigkeit. Ätherisches Öl duftet stark, daher reichen bereits kleine Mengen des Sprays aus, um das Haar intensiv duften zu lassen. Es eignet sich auch gut für den Urlaub, als Raumspray oder zum Auffrischen von Textilien. Mein persönlicher Favorit ist Jasminöl, das allerdings relativ teuer ist. Ylang Ylang hat ein ähnliches Aroma, ist aber erschwinglicher.

FÜR 1 SPRÜHFLASCHE (100 ML)

1 TL Jojobaöl
5 Tropfen ätherisches Öl, z. B. Jasmin-Absolue oder Ylang Ylang (siehe Seite 14)
100 ml Wasser

HERSTELLUNG
Jojobaöl und ätherisches Öl verrühren. Das Wasser in die Sprühflasche füllen und die Ölmischung hinzufügen. Die Flasche verschließen und gut schütteln.

Das Spray hält sich im Kühlschrank bis zu 2 Wochen.

ANWENDUNG
Die Flasche vor Gebrauch schütteln, um Öl und Wasser zu vermischen. Nach der Haarwäsche einige Spritzer auf das feuchte Haar geben und leicht in Kopfhaut und Haare einmassieren. Sie können das Spray auch auf das trockene Haar geben, allerdings sollten Sie es zunächst auf eine Haarbürste sprühen und dann einkämmen, damit es nicht zu feucht wird.

RASIERCREME MIT KOKOSÖL

Als wäre Kokosöl nicht schon vielseitig genug, eignet es sich auch noch hervorragend für Rasiercremes. Es sorgt dafür, dass die Klinge sanft über die Haut gleitet und Beine, Achseln sowie Bikinizone geschmeidig und gepflegt hinterlässt. Kokosöl besitzt ein geringes Irritationspotenzial, ganz im Gegensatz zu synthetischem Rasierschaum, der im Grunde genommen ein Cocktail chemischer Substanzen ist. Ätherisches Pfefferminzöl verleiht eine frische Note und beruhigt die Haut durch seine lindernden und entzündungshemmenden Eigenschaften.

Zudem benötigen Sie im Anschluss keine Feuchtigkeitscreme, da das Öl nachhaltig pflegt.

FÜR 1 ANWENDUNG

2 EL Kokosöl
Bis zu 6 Tropfen ätherisches Pfefferminzöl (siehe Seite 14) – zu dieser Mischung passen auch Eukalyptus-, Grüne-Minze- oder Teebaumöl

HERSTELLUNG

Für dieses Rezept verwenden Sie am besten festes Kokosöl. Sollte es durch warme Temperaturen flüssig geworden sein, stellen Sie es vor der Verarbeitung 30 Minuten in den Kühlschrank.

Das Kokosöl mit dem ätherischen Öl in eine kleine Schüssel geben und mit einer Gabel zu einer glatten Masse verrühren. Abgedeckt 30 Minuten im Kühlschrank fest werden lassen. Wenn Sie die Creme auf Vorrat zubereiten, geben Sie diese in einen luftdicht schließenden Behälter. Im Kühlschrank hält sie sich bis zu 1 Monat.

ANWENDUNG

Die Kokoscreme auf die feuchte Haut geben und einmassieren. Wie gewohnt rasieren, dabei den Rasierer regelmäßig warm abwaschen. Die Haut mit warmem Wasser abspülen und überschüssiges Öl mit einem Handtuch abtupfen.

- KAPITEL DREI -

KÖRPER

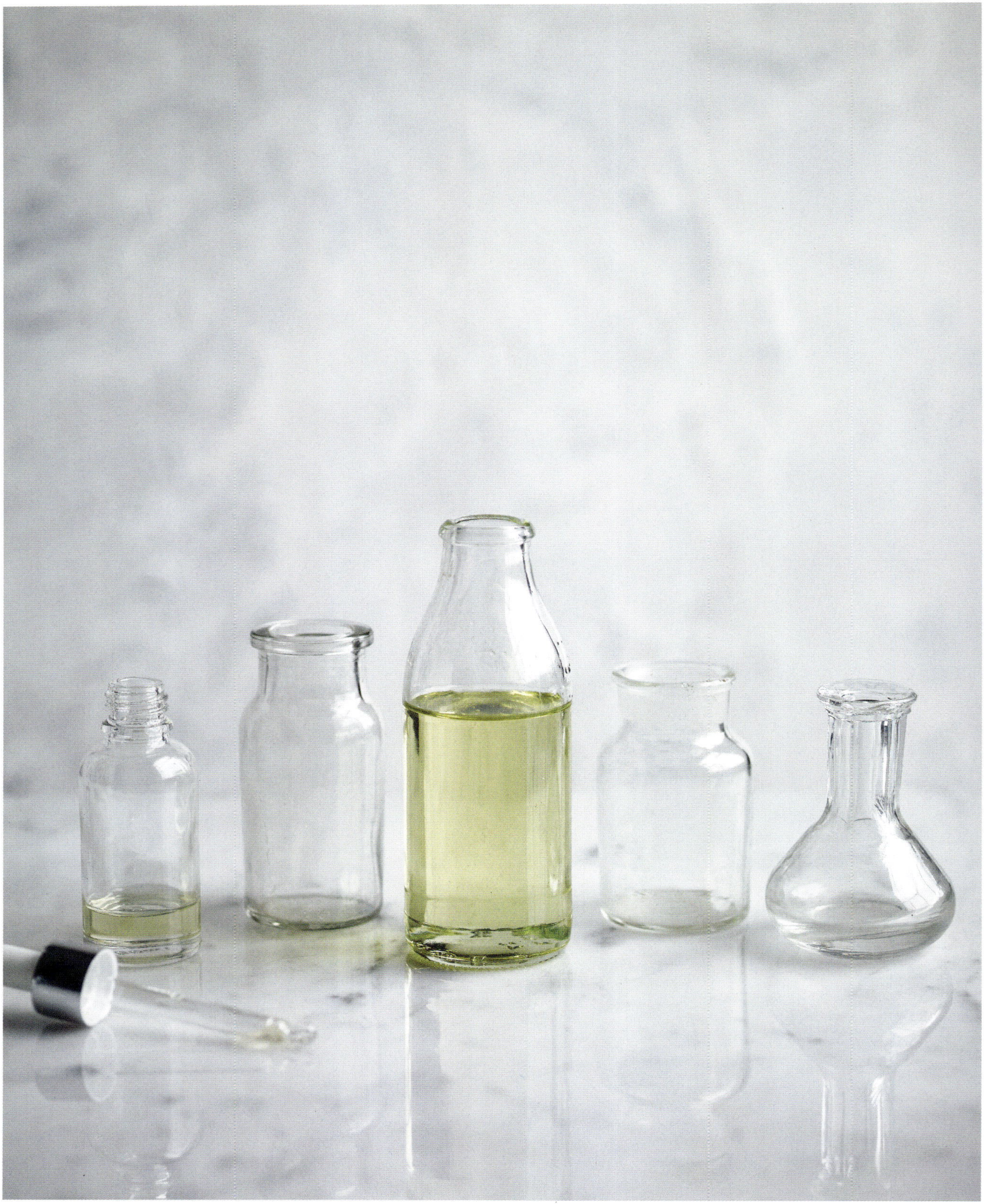

SOMMERGLANZ-ZITRUSÖL

Ein superleichtes Körperöl, das die Bodylotion problemlos ersetzen kann. Es macht Ihre Haut geschmeidig weich, strahlend und spendet Feuchtigkeit. Viele industriell hergestellte Körperlotionen enthalten Füllstoffe, synthetische Zusätze und Wasser, um das Volumen des Produktes zu vergrößern. Mit einem Körperöl führen Sie Ihrer Haut nur das zu, was sie wirklich braucht – nämlich wertvolle Nährstoffe.

Dieses Rezept enthält eine Mischung aus Traubenkern- und Aprikosenkernöl, die reich an Vitaminen, Fettsäuren und Antioxidantien sind. Da sie nicht zu stark fetten und schnell einziehen, können Sie sich kurz nach dem Einmassieren schon anziehen.

Um das frische, sommerliche Aroma zu erzeugen, habe ich die Zitrusöle mit aufgenommen, Sie können aber auch ausschließlich Trägeröle verarbeiten.

FÜR 1 PUMPSPENDER (100 ML)

4 EL Traubenkernöl
3 EL Aprikosenkernöl
10 Tropfen ätherisches Mandarinenöl
6 Tropfen ätherisches Limettenöl
4 Tropfen ätherisches Grapefruitöl

HERSTELLUNG

Traubenkern- und Aprikosenkernöl in einer kleinen Schüssel mischen, dann die ätherischen Öle einrühren. Das Körperöl in den Pumpspender oder einen anderen luftdicht schließenden Behälter füllen.

Kühl und trocken gelagert hält sich das Öl bis zu 6 Monate.

ANWENDUNG

Einige Spritzer auf die Haut geben und einmassieren, dabei trockene Bereiche besonders berücksichtigen. Mit der Zeit werden Sie die richtige Menge für Ihren Hauttyp finden. Generell gilt: Weniger ist mehr.

KÖRPERBUTTER MIT MACADAMIA & ROSE

Diese Körperbutter ist sehr reichhaltig und pflegend. Das für seine heilenden und beruhigenden Eigenschaften bekannte Rosenöl (siehe Seite 80) verleiht der Creme ihren herrlichen Duft.

Macadamianüsse halten dank ihres hohen Anteils an Palmitoleinsäure den Feuchtigkeitsgehalt insbesondere reiferer Haut in Balance, deren natürlicher Anteil mit dem Alter abnimmt (siehe Seite 13). Kokosöl liefert feuchtigkeitsspendende Fettsäuren und pflegt die Haut intensiv (siehe Seite 57). Durch die besonderen Eigenschaften von Macadamianüssen und Kokosöl zieht diese Körperbutter schnell ein. Ihre Haut bleibt den ganzen Tag über geschmeidig und gut mit Feuchtigkeit versorgt.

FÜR 1 SALBENTIEGEL (60 ML)

1 EL Kokosöl
1 Handvoll Macadamianüsse, mindestens 2 Stunden in kaltem Wasser eingelegt
5 Tropfen ätherisches Rosenöl
optional: 1 Spritzer Vanilleextrakt

HERSTELLUNG

Sollte das Kokosöl flüssig sein, stellen Sie es vor der Verarbeitung 30 Minuten in den Kühlschrank.

Das Kokosöl in eine Schüssel geben und die Macadamianüsse ohne Wasser hinzufügen. Mit dem Stabmixer zu einer weichen Butter pürieren. Ätherisches Öl und, falls verwendet, Vanilleextrakt einrühren. Die Körperbutter in einen Tiegel oder einen anderen kleinen luftdicht schließenden Behälter geben.

Direkt verwenden. Reste kalt stellen und innerhalb von 3 Tagen verbrauchen.

ANWENDUNG

In die Haut einmassieren, dabei trockene Bereiche besonders berücksichtigen.

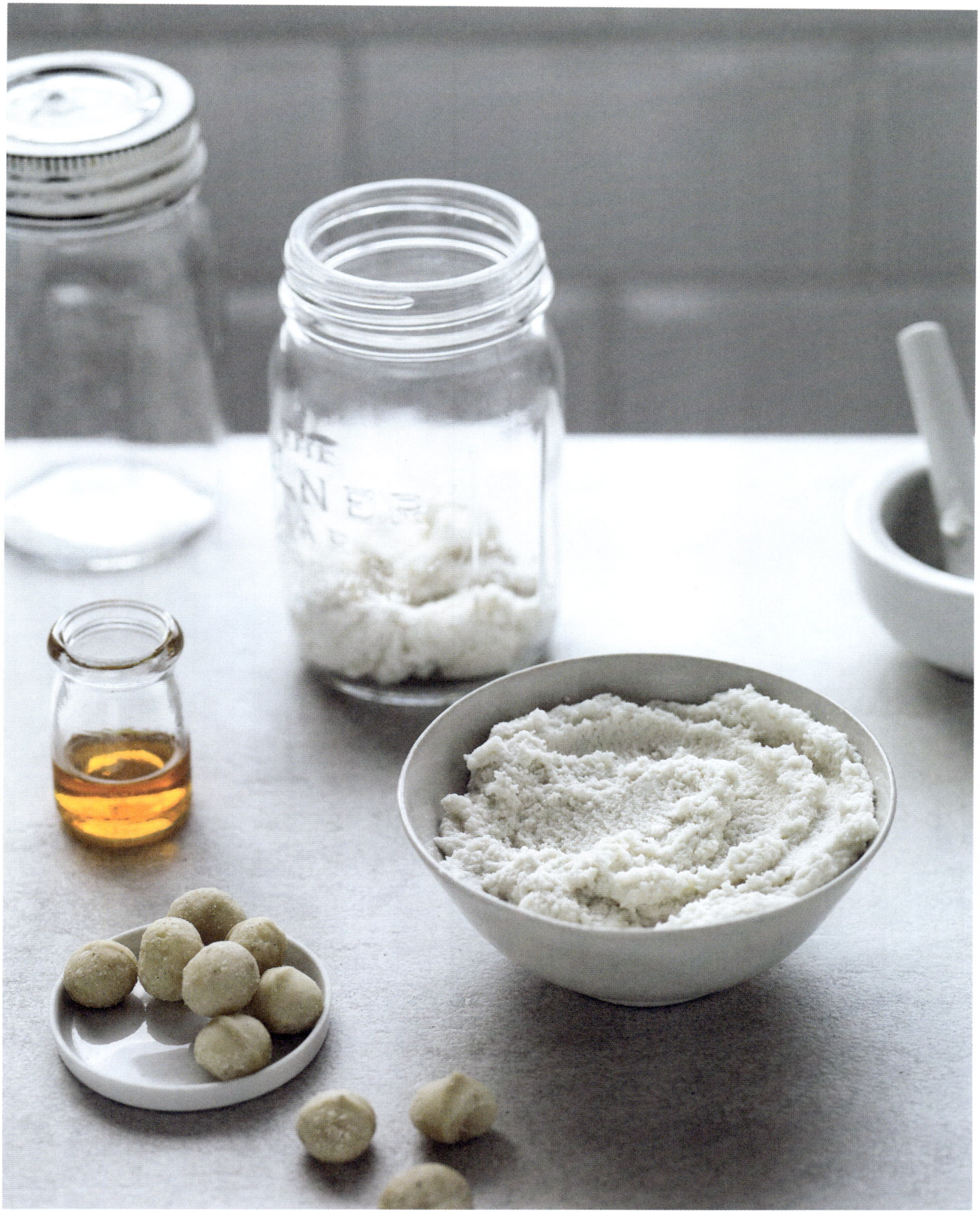

ROSE

UNTER DER LUPE

Sicher haben Sie bereits ein Beauty-Produkt mit Rosenauszügen im Bad stehen. Nicht umsonst ist die Rose in der Hautpflege sehr beliebt, denn sie besticht durch ihren wunderbaren Duft.

Die vielseitigen Bestandteile der Rosenpflanze, wie das ätherische Rosenblütenöl, das Öl aus den Fruchtsamen oder das Rosenwasser aus den Blüten, enthalten eine komplexe Mischung aus Vitaminen, Mineralien und Antioxidantien.

Rosenöl ist entweder als das durch Hexan-Extraktion gewonnene Absolue erhältlich oder als ätherisches Öl, das mittels Destillation hergestellt wird. Es sorgt für weiche Haut, wirkt besonders feuchtigkeitsspendend bei trockener Haut und gleicht Unebenheiten aus. Rosenöl wird außerdem für seine heilenden und antiseptischen Eigenschaften geschätzt und findet daher Anwendung bei der Behandlung gereizter oder wunder Haut. Es kommt aber nicht nur der Haut zugute, sondern wirkt auch beruhigend und entspannend auf den Geist. Studien weisen darauf hin, dass Rosenöl sogar einen positiven Einfluss bei der Behandlung von Depressionen und Angststörungen hat.

Wildrosenöl, das man aus der Frucht der Rosenpflanze gewinnt, ist kein ätherisches Öl (siehe Seite 13) und kann daher direkt auf die Haut aufgetragen oder als Trägeröl genutzt werden (siehe Seite 12–13). Es ist reich an Fettsäuren und Vitaminen, darunter das auch als Vitamin A bekannte Betacarotin, das die Haut wunderbar weich macht und sichtbare Zeichen der Hautalterung mildert.

Rosenwasser oder Rosenhydrolat wird durch Destillation der Rosenknospen gewonnen und eignet sich ebenso hervorragend zur Hautpflege. Dank seiner adstringierenden Wirkung wird es vor allem in Gesichtswässern und -sprays eingesetzt und bringt fettige Haut ins Gleichgewicht.

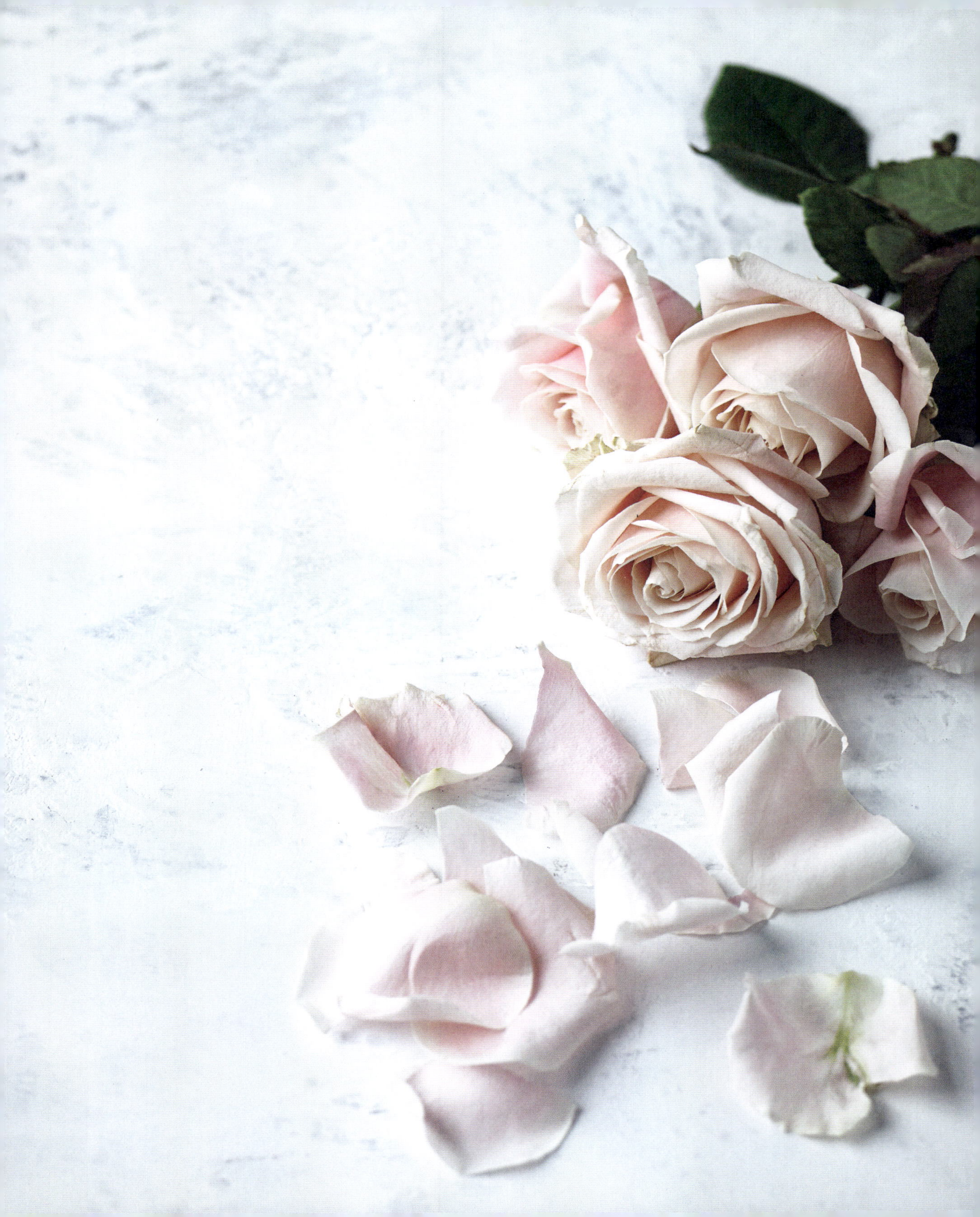

SAHNIGE KÖRPERBUTTER MIT VANILLE

Diese wunderbare Mischung duftet so herrlich nach Schokolade und Vanille, dass man sie am liebsten essen würde. Sie verschmilzt mit der Haut und hinterlässt ein butterweiches Gefühl.

Kakaobutter ist ein natürliches, aus der Kakaobohne gewonnenes Fett. Sie hat ein ausgeprägt nussiges Aroma und ist besonders pflegend. Die enthaltenen Fettsäuren helfen dabei, Feuchtigkeit zu bewahren und die Hautelastizität zu verbessern. Wählen Sie immer die naturbelassene, unraffinierte Variante, wenn möglich aus biologischem Anbau. Kakaobutter wird häufig raffiniert angeboten – ein Prozess, bei dem Wärme und Chemikalien eingesetzt werden, wodurch wichtige Nährstoffe verloren gehen.

Kokosöl unterstützt die Wirkung des Kakaos, indem es die Haut intensiv pflegt und sie weicher und geschmeidiger macht (siehe Seite 57).

FÜR 1 SALBENTIEGEL (60 ML)

3 EL Kakaobutter, gehackt
1 EL Sheabutter
1–2 EL Kokosöl (in kalter Umgebung eher 2 EL, damit die Creme weich genug wird)
½ TL natürliches Vanilleextrakt

HERSTELLUNG

Kakao- und Sheabutter im Wasserbad bei kleiner Hitze schmelzen (siehe Seite 11). Das Kokosöl einrühren, bis eine flüssige Mischung entsteht. Vom Herd nehmen und 10 Minuten abkühlen lassen. Die Schüssel abdecken und 10–15 Minuten in den Kühlschrank stellen, bis die Butter wieder fest, aber nicht zu hart ist. Den Vanilleextrakt zugeben und das Ganze mit dem Stabmixer zu einer fluffig-sahnigen Mischung verrühren. Mit einem Löffel in den Tiegel oder einen anderen luftdicht schließenden Behälter geben.

Trocken, dunkel und kühl lagern, damit die Butter nicht schmilzt. 30 Minuten vor Gebrauch aus dem Kühlschrank nehmen, damit sie leicht aufzutragen ist. Luftdicht verschlossen hält sich die Mischung bis zu 4 Monate.

ANWENDUNG

Bei Bedarf auf die Haut auftragen, dabei trockene Stellen besonders berücksichtigen. Mit der Zeit werden Sie die richtige Menge für Ihren Hauttyp finden. Generell gilt: Weniger ist mehr.

INTENSIVE TIEFENPFLEGE FÜR DIE NACHT

Dieses intensiv feuchtigkeitsspendende Körperöl verschmilzt mit der Haut und verleiht dem ganzen Körper eine weiche, geschmeidige und strahlende Haut. Avocadoöl zieht tief in die Haut ein und hat daher eine intensive Pflegewirkung (siehe Seite 121). Kokosöl steckt voller mittelkettiger Fettsäuren (siehe Seite 57) sowie Vitamin E und ist damit ein wahres Superfood für die Haut. Daneben ist es antibakteriell, pilzhemmend und antientzündlich. Ätherische Öle aus Lavendel und Kamille wirken entspannend und beruhigend und fördern damit einen erholsamen Schlaf. Die Mischung kann jedoch auch ohne ätherische Öle hergestellt werden.

Da das Öl sehr reichhaltig ist, sollte es gut einmassiert werden – um die Bettwäsche zu schonen. Das Ergebnis spricht für sich: eine Feuchtigkeitspflege, die über mehrere Tage anhält.

FÜR 1 SALBENTIEGEL (60 ML)

4 EL Kokosöl
2 EL Avocadoöl
6 Tropfen ätherisches Lavendelöl
3 Tropfen ätherisches Kamilleöl
optional: 1 Vitamin-E-Kapsel zur Extrapflege (erhältlich in der Drogerie oder Apotheke)

HERSTELLUNG:

Das Kokosöl sollte vor der Verarbeitung fest sein. Da es in warmer Umgebung sehr weich bis flüssig wird, stellen Sie flüssiges Öl zunächst 30 Minuten in den Kühlschrank.

Kokosöl, Avocadoöl, ätherische Öle und, falls verwendet, den Inhalt der Vitamin-E-Kapsel in eine Schüssel geben und mit dem Stabmixer 15 Sekunden zu einer cremigen Masse verrühren. Das Öl in den Tiegel oder einen anderen luftdicht schließenden Behälter füllen.

Kühl und trocken gelagert hält sich das Öl bis zu 6 Monate.

ANWENDUNG

Etwas Öl auf die Haut auftragen und einmassieren, dabei trockene Stellen besonders berücksichtigen. Mit der Zeit werden Sie die richtige Menge für Ihren Hauttyp finden. Generell gilt: Weniger ist mehr.

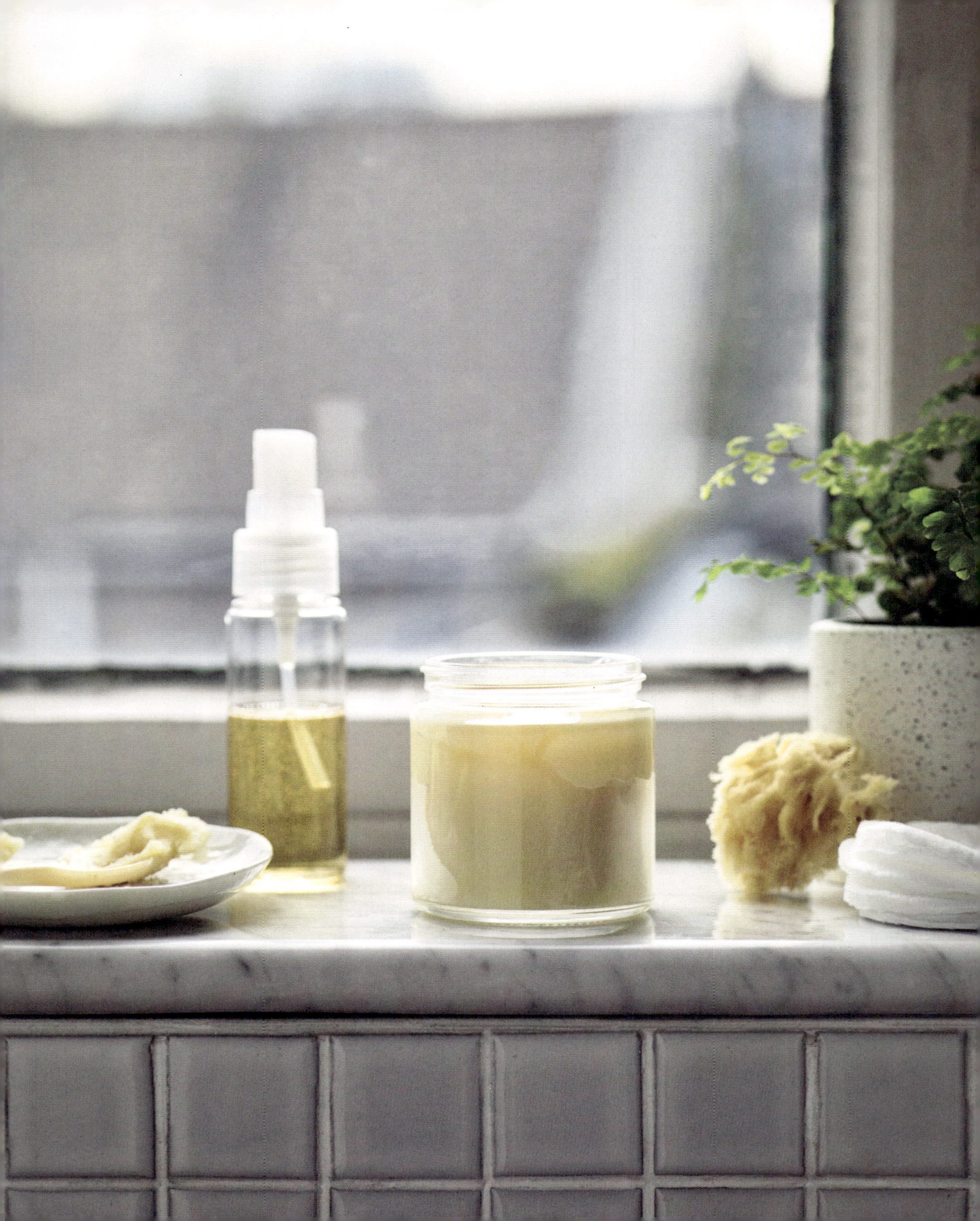

BERUHIGENDER KÖRPERBALSAM MIT MINZE

Dieser beruhigende Balsam ist das ideale Mittel für trockene oder juckende Haut und eignet sich auch hervorragend als After-Sun-Pflege. Sheabutter und Bienenwachs nähren und schützen die Haut (siehe Seite 16), während Calendulaöl (Auszug aus der Ringelblume) dabei hilft, das Hautgewebe zu reparieren. Sie können das Calendulaöl durch Oliven- oder Aprikosenkernöl ersetzen, die beide ebenfalls für sensible und gereizte Haut geeignet sind.

Die ätherischen Öle aus Eukalyptus und Minze haben eine sanft kühlende Wirkung.

FÜR 1 SALBENTIEGEL (60 ML)

2 EL Sheabutter
1 EL Bienenwachs
4 EL Calendulaöl
7 Tropfen ätherisches Eukalyptusöl
3 Tropfen ätherisches Minzöl

HERSTELLUNG

Sheabutter und Bienenwachs im Wasserbad bei kleiner Hitze schmelzen (siehe Seite 11), dann das Calendulaöl einrühren. Vom Herd nehmen und 5–10 Minuten abkühlen lassen (aber nicht so lange, dass die Mischung fest zu werden beginnt). Die ätherischen Öle einrühren. Den Balsam in den Tiegel oder einen anderen luftdicht schließenden Behälter füllen. Mindestens 2 Stunden an einem sauberen, trockenen Ort abkühlen lassen und erst dann verschließen oder verwenden.

Kühl und trocken gelagert hält sich der Balsam bis zu 6 Monate.

ANWENDUNG

Den Balsam in die saubere und trockene Haut einmassieren. Mit der Zeit werden Sie die richtige Menge für Ihren Hauttyp finden. Generell gilt: Weniger ist mehr.

AFTER-SUN-BALSAM MIT ALOE VERA

Sonnenbäder tun gut, können jedoch schnell zu Hautschäden und -irritationen führen oder, im schlimmsten Fall, zu einem Sonnenbrand, der oft zu spät bemerkt wird. Diese beruhigende und kühlende Rezeptur enthält eine Fülle von Antioxidantien, die durch das Sonnenlicht entstehende freie Radikale bekämpfen. Gereizte Haut wird mit Feuchtigkeit und Nährstoffen versorgt.

FÜR 1 SALBENTIEGEL (60 ML)

2 EL Sheabutter
1 EL Bienenwachs
2 EL Olivenöl
1 EL Kokosöl
2 TL Aloe-vera-Gel (im Reformhaus oder Internethandel erhältlich)
Bis zu 15 Tropfen ätherisches Lavendelöl – für diese Mischung eignen sich auch Grüne Minze, Pfefferminze oder Eukalyptus

HERSTELLUNG

Sheabutter und Bienenwachs im Wasserbad bei kleiner Hitze schmelzen (siehe Seite 11). Oliven- und Kokosöl einrühren. Vom Herd nehmen und 5–10 Minuten abkühlen lassen (aber nicht so lange, dass die Mischung fest zu werden beginnt). Den Balsam in einen Tiegel oder einen anderen luftdicht schließenden Behälter füllen. Aloe-vera-Gel und ätherisches Öl einrühren. Mindestens 2 Stunden an einem sauberen, trockenen Ort abkühlen lassen und erst dann mit dem Deckel verschließen oder verwenden.

Kühl und trocken gelagert hält sich der Balsam bis zu 6 Monate.

ANWENDUNG

Betroffene Hautpartien sanft mit dem Balsam massieren. Da dieses Produkt sehr reichhaltig ist, gilt: Weniger ist mehr.

KÖRPERPEELING MIT ERDBEERE & QUINOA

Auch wenn Erdbeeren zum Lieblingsobst vieler Menschen zählen, wissen die meisten nicht, dass auch die Haut von diesen Früchten profitiert. Sie enthalten Alpha-Hydroxysäure, Vitamin E (siehe Seite 121) sowie Salicylsäure, die als natürliches Peeling funktioniert und Rückstände löst. Erdbeeren helfen dabei, tote Hautzellen und Unreinheiten zu entfernen, die Poren kleiner erscheinen zu lassen und die Haut zu straffen. Nicht zuletzt verleihen sie dem Peeling eine fruchtige, sinnliche Note.

In Kombination mit den adstringierenden Eigenschaften des Apfelessigs (siehe Seite 31), Quinoa und Haferflocken wird die Haut weicher, geschmeidiger und fester.

FÜR 1 ANWENDUNG

5 Erdbeeren, entstielt
2 EL Haferflocken
1 EL rohe Quinoa
2 EL Wasser
1 EL Apfelessig

HERSTELLUNG
Die Erdbeeren mit einem Stabmixer zerkleinern oder im Mörser fein zerdrücken. Die restlichen Zutaten hinzufügen und alles zu einer körnigen Paste verarbeiten. Direkt verwenden.

ANWENDUNG
Die Haut in der Dusche großflächig mit dem Peeling abreiben, dabei trockene Bereiche besonders behandeln. Abspülen.

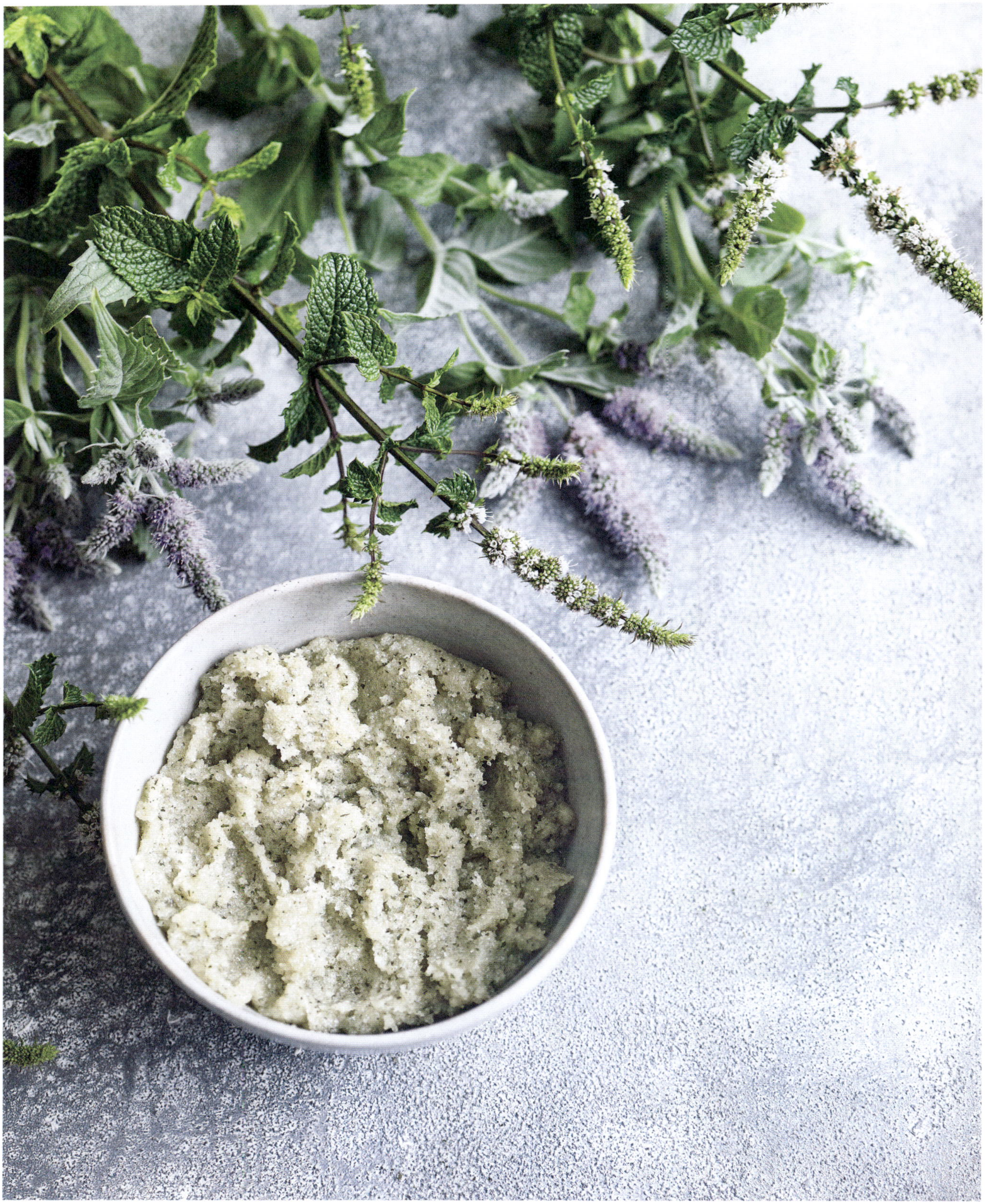

TIEFENREINIGENDES PEELING MIT MEERSALZ & FRISCHER MINZE

Dieses einfache und frische Peeling besteht nur aus drei Küchenzutaten und ist in wenigen Minuten hergestellt.

Meersalz ist nicht nur ein hervorragendes natürliches Peeling-Mittel, sondern wirkt auch desinfizierend und tiefenreinigend (siehe Seite 91). Minze kühlt, erfrischt und unterstützt den peelenden Effekt des Salzes, indem sie tote Hautzellen und Bakterien sanft entfernt. Das Ergebnis ist eine weiche, strahlende Haut. Kokosöl spendet nicht nur intensive Feuchtigkeit, sondern steigert auch Spannkraft und Elastizität der Haut (siehe Seite 57).

FÜR 2 ANWENDUNGEN

- **optional: bis zu 10 Tropfen ätherisches Öl (siehe Seite 14) – ich verwende gern Pfefferminze, Zitrone, Eukalyptus oder Salbei (Salbei nicht in der Schwangerschaft verwenden)**
- **2 EL Kokosöl**
- **4 EL Meersalz**
- **1 kleine Handvoll gehackte Minzeblätter**

HERSTELLUNG

Kokosöl und, falls verwendet, ätherisches Öl in einer kleinen Schüssel mischen. Festes Kokosöl brauchen Sie nicht erst zu schmelzen. Verrühren Sie es einfach kräftig mit einem Löffel – so wird es sofort weich. Meersalz und Minze hinzufügen und gut untermischen. Bevorzugen Sie eine cremigere Textur, können Sie das Peeling vor der Verwendung 10–15 Sekunden mit einem Stabmixer weiterverarbeiten – die Minzeblätter sollten jedoch nicht zu sehr zerkleinert werden. Das Peeling in einen luftdicht schließenden Behälter füllen.

Die erste Portion direkt anwenden. Reste kalt stellen und innerhalb 1 Woche verbrauchen.

ANWENDUNG

Das Peeling mit einem Löffel aus dem Behälter entnehmen, wenn Sie noch etwas für später aufbewahren möchten (nicht mit feuchten Händen, da mit dem Wasser auch Bakterien in das Produkt gelangen). Unter der Dusche auf die feuchte Haut auftragen, in kreisenden Bewegungen einmassieren und abspülen. Eine anschließende Behandlung mit Bodylotion ist nicht nötig, da die Haut durch das Kokosöl genährt und mit Feuchtigkeit versorgt wird.

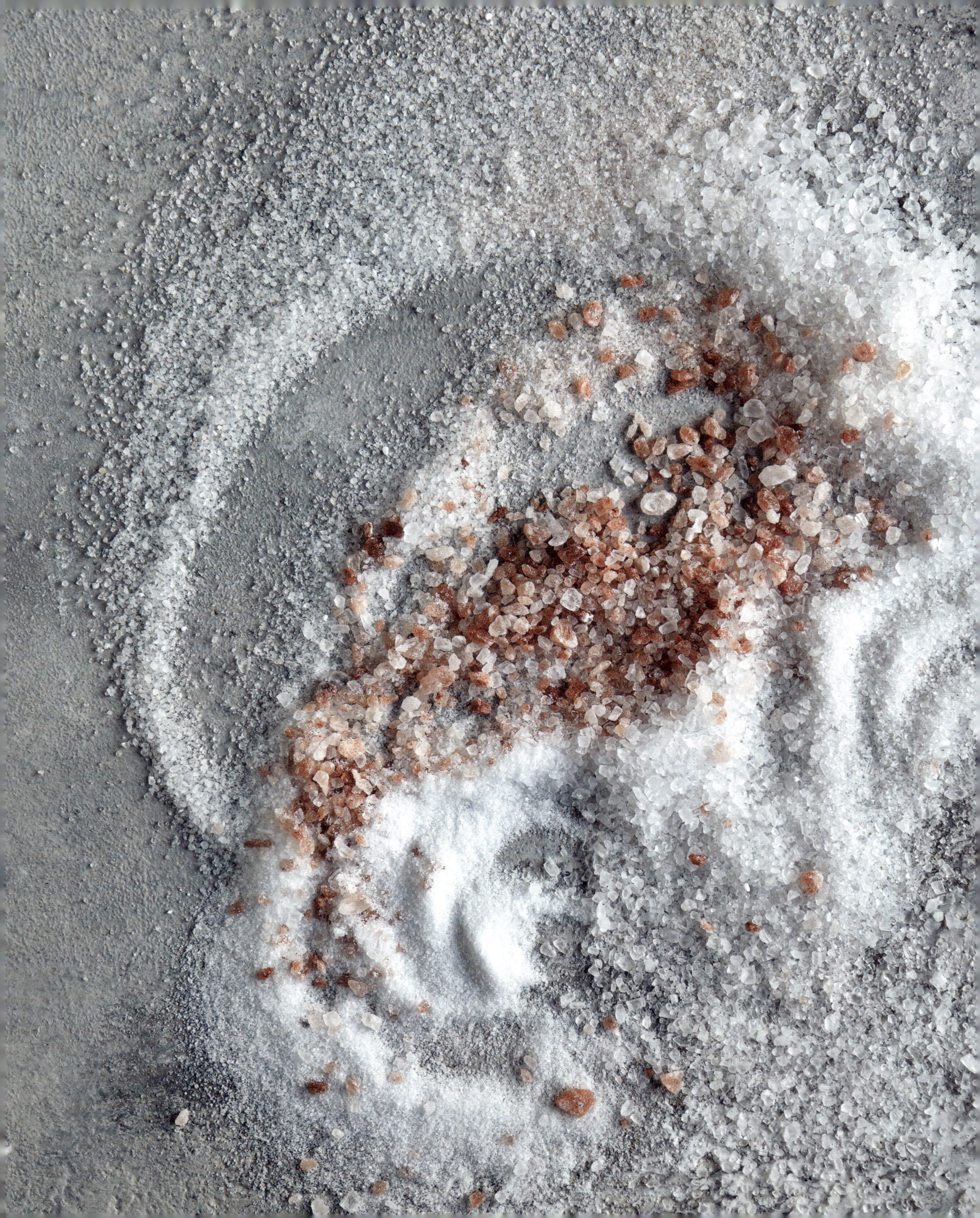

SALZ

UNTER DER LUPE

Salz besitzt zahlreiche hautpflegende Eigenschaften und bildet eine gute Basis für viele Bade- und Hautpflegeprodukte wie Peelings und Badesalze. Bevor Sie jedoch mit der Herstellung Ihrer eigenen Pflege beginnen, sollten Sie sich einen Überblick über die unterschiedlichen Arten von Salz verschaffen.

Meersalz ist ein Allrounder für die Hautpflege, da es reinigende und antiseptische Eigenschaften aufweist, wodurch die Bildung von Bakterien, die zu Unreinheiten und anderen Hautproblemen führen, eingedämmt wird.

Totes-Meer-Salz wird, wie der Name sagt, aus dem für seinen hohen Salzgehalt bekannten Toten Meer gewonnen. Es ist reich an Mineralien sowie Natriumchlorid, Magnesium, Sulfaten und Kalium. Die Mineralien dieses Salzes halten die oberste Hautschicht gesund und bewahren ihre Feuchtigkeit. Das Salz hat nicht nur reinigende, sondern auch entzündungshemmende Eigenschaften.

Das rosa Himalaya-Salz stammt nicht aus dem Meer, sondern aus pakistanischen Salzgebirgen. Es enthält eine Fülle hautpflegender Mineralien. Seine schöne Farbe verdankt es dem natürlich enthaltenen Eisenoxid. Fein gemahlen eignet es sich wunderbar als Körperpeeling.

Zuletzt gibt es noch die Bittersalze, die streng genommen gar keine Salze sind, jedoch eine mineralische Verbindung aus Magnesium und Sulfat enthalten. Die Haut profitiert in vielerlei Hinsicht von den Bittersalzen – sie helfen bei Muskelverspannungen, lindern Gelenkschmerzen und -entzündungen und sind eine Wohltat für schmerzende Füße.

DETOX-KÖRPERPEELING MIT AKTIVKOHLE

Aktivkohle ist in der Lage, durch elektrische Energie Gifte und Verunreinigungen um ein Vielfaches ihres Eigengewichts aus der Haut zu ziehen und zu binden (siehe Seite 45). Diese Eigenschaft macht Aktivkohle zu einem wertvollen Inhaltsstoff in der Hautpflege. Sie wirkt als natürliches Entgiftungsmittel und verhilft zu reiner, strahlender Haut.

FÜR 2 ANWENDUNGEN

optional: bis zu 10 Tropfen ätherisches Öl (siehe Seite 14) – Zitrone oder Pfefferminze wirken klärend und unterstützen die Entgiftung
2 EL Olivenöl
4 EL weicher Vollrohrzucker
1 Kapsel Aktivkohle (im Internet oder in der Apotheke erhältlich)

HERSTELLUNG

Olivenöl und, falls verwendet, ätherisches Öl in eine kleine nichtmetallische Schüssel geben. Zucker und den Inhalt der Aktivkohle-Kapsel zufügen und mit einem Plastiklöffel verrühren. Vermeiden Sie den Einsatz von Metallgegenständen, da Aktivkohle dazu neigt, enthaltene Metalle an sich zu binden. Die Mischung sollte wie feuchter schwarzer Sand aussehen. Gegebenenfalls noch etwas Olivenöl oder Zucker einrühren, um die gewünschte Konsistenz zu erreichen. Das Peeling in einen luftdicht schließenden Behälter füllen. Arbeiten Sie vorsichtig, da Aktivkohle hartnäckige Flecken verursachen kann.

Kühl und dunkel lagern. Luftdicht verschlossen hält sich das Peeling bis zu 3 Monate.

ANWENDUNG

Das Peeling mit einem Plastiklöffel aus dem Behälter entnehmen, wenn Sie Reste für später aufbewahren möchten (nicht mit feuchten Händen, da mit dem Wasser auch Bakterien in das Produkt gelangen). Unter der Dusche auf die feuchte Haut auftragen, in kreisenden Bewegungen einmassieren und anschließend abspülen. Die Aktivkohle könnte einen dunklen Schatten auf der Haut zurücklassen, der aber durch anschließendes Waschen mit Duschgel oder Seife verschwindet.

HEILENDES KÖRPERPEELING MIT INGWER

Müde, stumpfe und pflegebedürftige Haut erhält mit diesem belebenden Peeling die nötige Zuwendung.

Schon seit Langem gilt Ingwer in vielen Kulturen als natürliches Heilmittel für zahlreiche Leiden wie Übelkeit, Erkältung oder Grippesymptome. Seine nicht weniger beeindruckenden Vorteile für die Haut sind jedoch kaum bekannt.

Ingwer enthält etwa 40 Antioxidantien, die freie Radikale aus der Umwelt bekämpfen und Zeichen der Hautalterung minimieren. Ihm wird sogar nachgesagt, für eine ebenmäßigere und straffere Haut zu sorgen. Ingwer ist außerdem ein natürliches Antiseptikum und beugt mit seiner reinigenden Wirkung verstopften Poren vor.

Honig schließt Feuchtigkeit in die Haut ein und wirkt antibakteriell, womit er die reinigende Wirkung des Ingwers ergänzt. Brauner Zucker trägt tote Hautzellen sanft, aber gründlich ab, während die im Olivenöl enthaltenen Vitamine und Fettsäuren pflegen und Feuchtigkeit spenden.

FÜR 2 ANWENDUNGEN

- **optional: bis zu 10 Tropfen ätherisches Öl (siehe Seite 14) – z. B. Zitrone, Limette oder Grapefruit**
- **2 EL Olivenöl**
- **4 EL weicher Vollrohrzucker**
- **1 Stück Ingwerwurzel (5 cm), gerieben**
- **1 TL Honig**

HERSTELLUNG

Olivenöl und, falls verwendet, ätherisches Öl in eine kleine Schüssel geben. Die restlichen Zutaten zufügen und gut verrühren. Gegebenenfalls noch etwas Olivenöl oder Zucker einrühren, um die gewünschte Konsistenz zu erhalten. Das Peeling in einen luftdicht schließenden, nichtmetallischen Behälter füllen.

Die erste Portion direkt anwenden. Den Rest kalt stellen und innerhalb 1 Woche verbrauchen.

ANWENDUNG

Das Peeling mit einem Löffel aus dem Behälter entnehmen, wenn Sie Reste für später aufbewahren möchten (nicht mit feuchten Händen, da mit dem Wasser auch Bakterien in das Produkt gelangen). Unter der Dusche auf die feuchte Haut auftragen, in kreisenden Bewegungen einmassieren und abspülen. Eine anschließende Behandlung mit Bodylotion ist nicht nötig, da die Haut durch das Olivenöl genährt und mit Feuchtigkeit versorgt wird.

REINIGENDES GRANATAPFELPEELING FÜR DEN FRÜHLING

Dieses pinkfarbene Peeling lässt Frühlingsstimmung aufkommen und eignet sich hervorragend, um stumpfe Winterhaut wieder zum Strahlen zu bringen. Kokosöl spendet Feuchtigkeit, Zucker trägt tote Hautzellen ab und ätherisches Limettenöl wirkt kräftigend und belebend. Granatapfelsamen stecken voller Mineralien und Vitamine: Kalium, Kupfer, Zink, Eisen, Vitamin K und C sowie Ellagsäure – ein Antioxidans, das den Kollagenabbau hemmen soll. Kollagen ist ein Protein, das die die Haut geschmeidig und weich hält.

Der weiße Zucker bewahrt die frische Farbe des Peelings, Sie können aber auch braunen Zucker oder Palmzucker verwenden.

FÜR 2 ANWENDUNGEN

optional: bis zu 15 Tropfen ätherisches Limettenöl oder ein ätherisches Öl nach Wahl (siehe Seite 14)
2 EL Kokosöl
4 EL Kristallzucker
2 EL Granatapfelsamen

HERSTELLUNG
Kokosöl und, falls verwendet, ätherisches Öl in eine kleine Schüssel geben. Festes Kokosöl sollte nicht geschmolzen werden, da dies den Zucker auflöst. Wenn Sie es kräftig mit einem Löffel verrühren, wird es sofort weich. Zucker und Granatapfelsamen zugeben und gut vermischen. Das Peeling ist nun gebrauchsfertig, kann aber, falls Sie eine cremigere Textur wünschen, nochmals 10–15 Sekunden mit einem Stabmixer verrührt werden. In einen luftdicht schließenden Behälter füllen.

Die erste Portion direkt anwenden. Reste kalt stellen und innerhalb von 4 Tagen verbrauchen.

ANWENDUNG
Das Peeling mit einem Löffel aus dem Behälter entnehmen, wenn Sie Reste für später aufbewahren möchten (nicht mit den feuchten Händen, da mit dem Wasser auch Bakterien in das Produkt gelangen). Unter der Dusche auf die feuchte Haut auftragen, in kreisenden Bewegungen einmassieren und abspülen. Eine anschließende Behandlung mit Bodylotion ist nicht nötig, da die Haut durch das Kokosöl genährt und mit Feuchtigkeit versorgt wird.

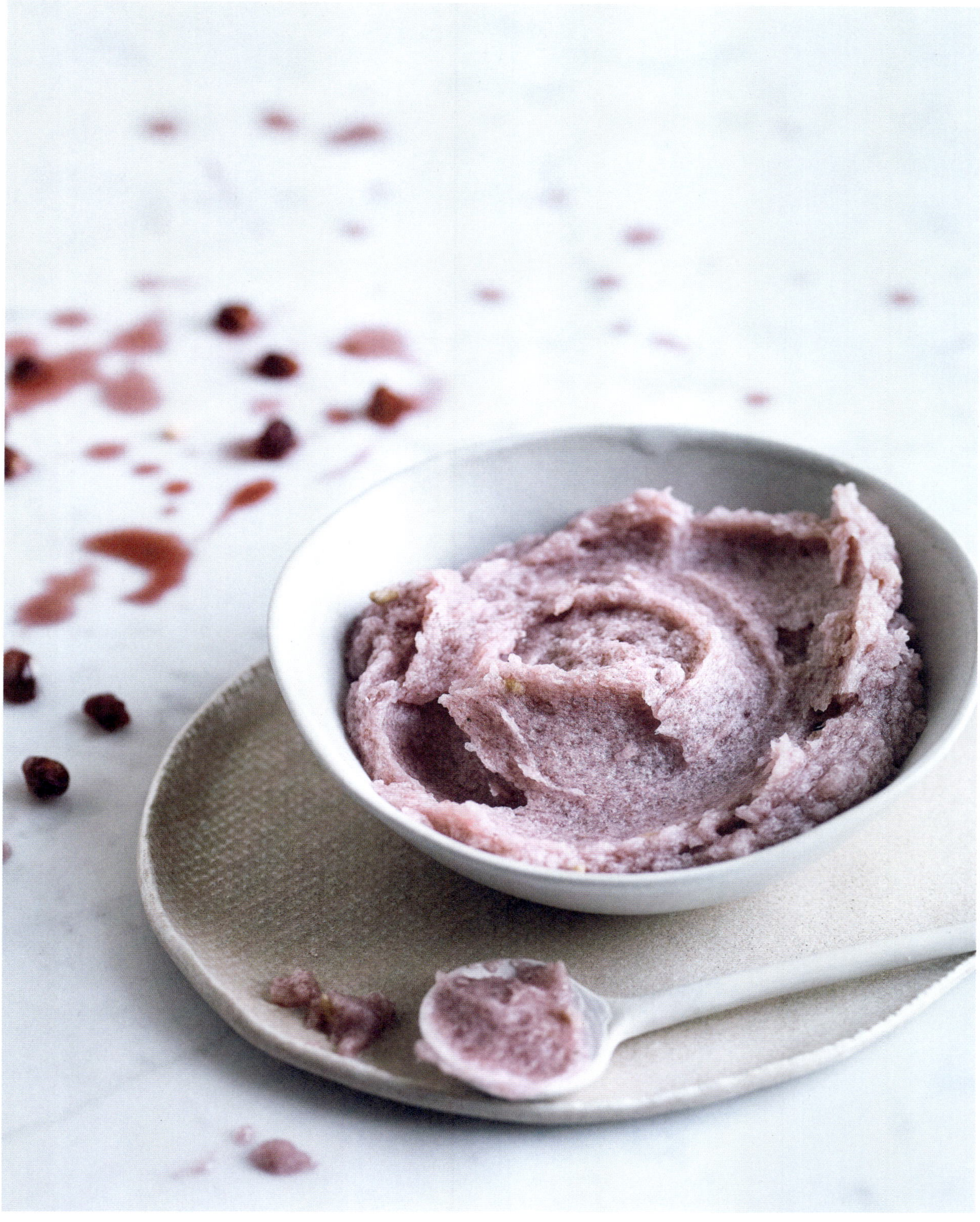

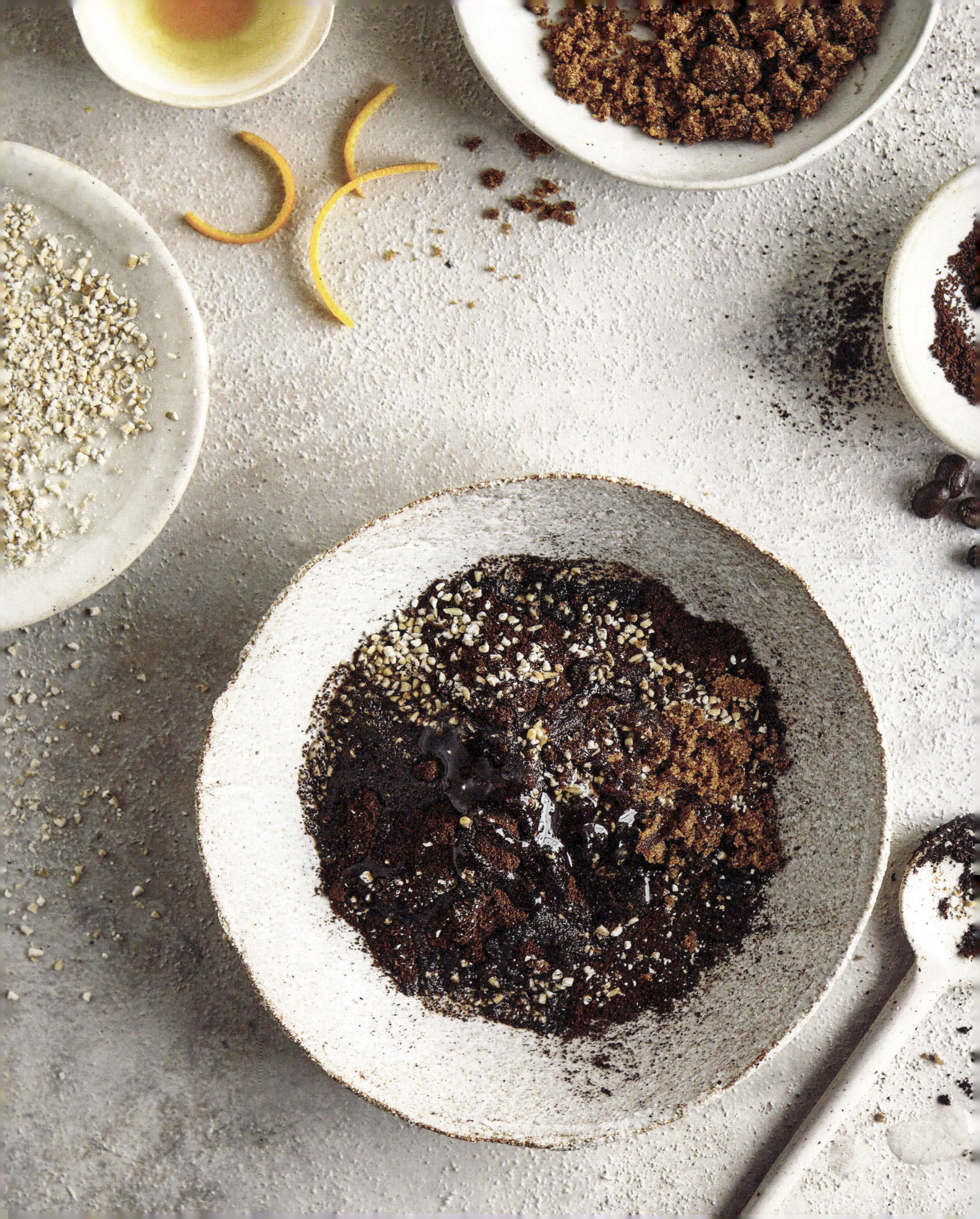

KAFFEE-ORANGEN-PEELING

Kaffee ist eine wunderbare Zutat in der natürlichen Hautpflege. Das darin enthaltene Koffein hat äußerlich angewendet eine ähnlich anregende Wirkung wie innerlich. Es stimuliert vor allem den Kreislauf und die Durchblutung der Hautzellen, was wiederum die Zellerneuerung anregt und für strahlend schöne Haut sorgt. Koffein zieht außerdem die Blutgefäße zusammen. Dieser Wirkkomplex sorgt für eine geschmeidige und straffe Haut (siehe Seite 98). Darüber hinaus ist Koffein entzündungshemmend und lässt Rötungen abklingen.

Das pflegende Olivenöl spendet intensive Feuchtigkeit und ein seidiges Hautgefühl, während Haferflocken sanft, aber gründlich reinigen und Hautschüppchen abtragen. Orangenschalen unterstützen den Peeling-Effekt und erfrischen die Haut, insbesondere in Kombination mit Pfefferminzöl. Und zu guter Letzt werden Sie herrlich duften!

FÜR 2 ANWENDUNGEN

optional: bis zu 15 Tropfen ätherisches Pfefferminzöl
3 EL Olivenöl
4 EL Bio-Kaffeepulver
1 EL Haferflocken
abgeriebene Schale von 1 Orange

HERSTELLUNG

Olivenöl und, falls verwendet, ätherisches Öl in eine kleine Schüssel geben. Die restlichen Zutaten zugeben und mit einem Löffel oder im Mörser zu einer körnigen Paste verarbeiten. Das Peeling in einen luftdicht schließenden Behälter füllen.

Die erste Portion direkt anwenden. Reste kalt stellen und innerhalb von 3 Tagen verbrauchen. Ohne Orangenschale zubereitet und bei kühler und trockener Lagerung hält sich das Peeling bis zu 1 Monat.

ANWENDUNG

Das Peeling mit einem Löffel aus dem Behälter entnehmen, wenn Sie noch Reste für später aufbewahren möchten (nicht mit feuchten Händen, da mit dem Wasser auch Bakterien in das Produkt gelangen). Unter der Dusche auf die feuchte Haut auftragen, in kreisenden Bewegungen einmassieren und abspülen. Eine anschließende Behandlung mit Bodylotion ist nicht nötig, da die Haut durch das Olivenöl genährt und mit Feuchtigkeit versorgt wird.

KAFFEE

UNTER DER LUPE

Das Koffein in Ihrem morgendlichen doppelten Espresso bringt nicht nur Sie in Schwung, sondern auch Ihre Haut. Äußerlich angewendet regt es die Durchblutung und Kollagenbildung an, versorgt die Hautzellen mit Nährstoffen und verleiht einen gesunden, strahlenden Teint. Koffein zieht erweiterte Blutgefäße vorübergehend zusammen und lindert somit entzündete, geschwollene oder gerötete Haut. Auch bei dunklen Augenringen ist Koffein ein wirksames Hilfsmittel. Freie Radikale aus der Umwelt, denen die Haut tagtäglich ausgesetzt ist, werden durch den hohen Gehalt an Antioxidantien bekämpft und sichtbare Zeichen der Hautalterung gemindert.

Kaffee lässt sich vielseitig in der Hautpflege einsetzen. Eine der besten Möglichkeiten stellt dabei das Peeling dar – so profitiert die Haut von seinen Inhaltsstoffen und gleichzeitig werden Hautschüppchen abgetragen. Ich rate allerdings davon ab, ein Kaffeepeeling im Gesicht anzuwenden, da es empfindliche Hautbereiche reizen kann. Stattdessen rühren Sie lieber eine simple, aber effektive Maske aus 2 Esslöffeln Naturjoghurt und 1 TL Kaffeepulver an. Einfach großzügig auf das Gesicht (und auch die Augenpartie) auftragen, 15 Minuten einwirken lassen und anschließend abspülen. Verwenden Sie keinen stark verarbeiteten Instantkaffee, sondern grundsätzlich gemahlenen Kaffee, wenn möglich in Bioqualität. Sie können das Pulver frisch verwenden; übrig gebliebener Kaffeesatz funktioniert jedoch genauso gut.

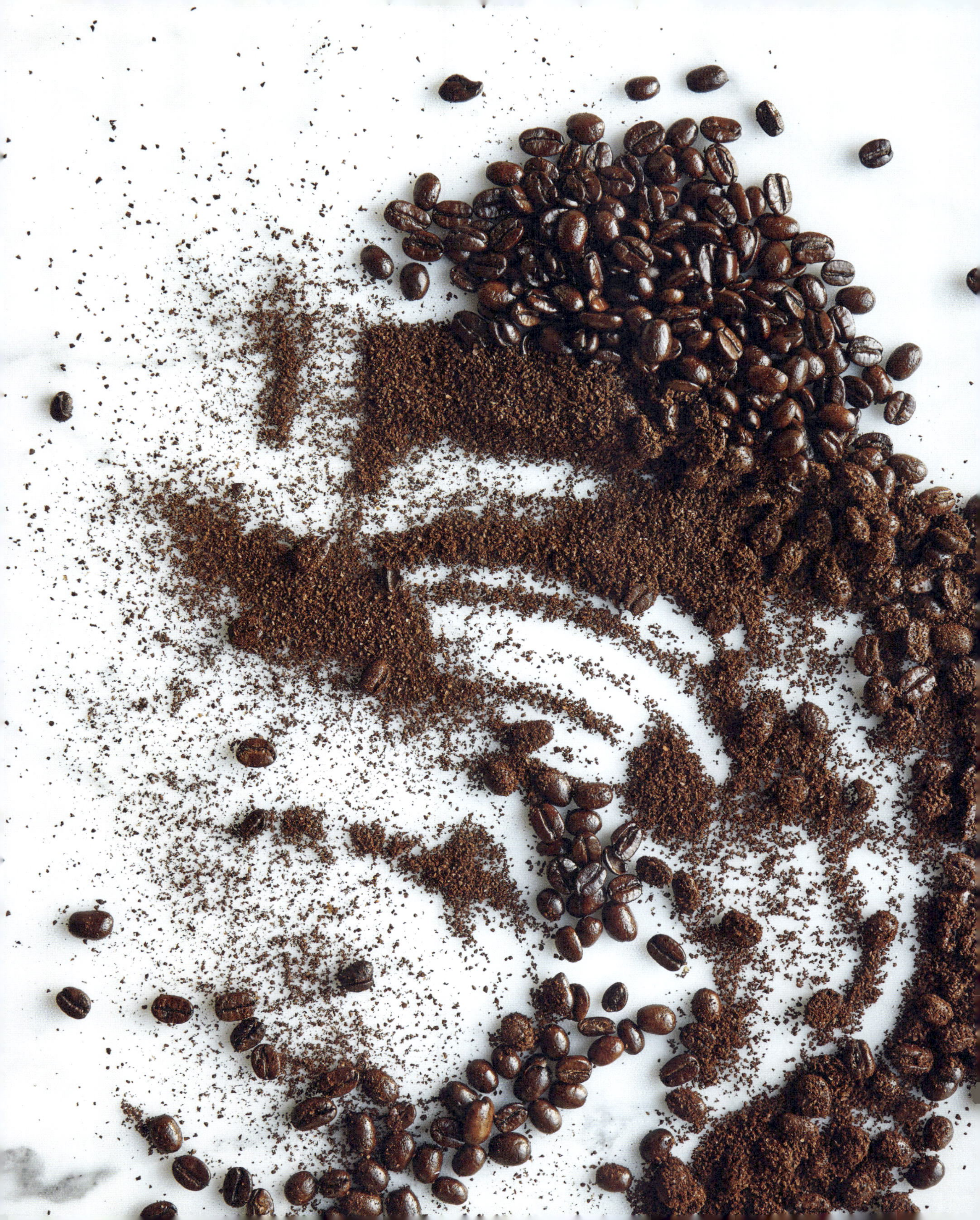

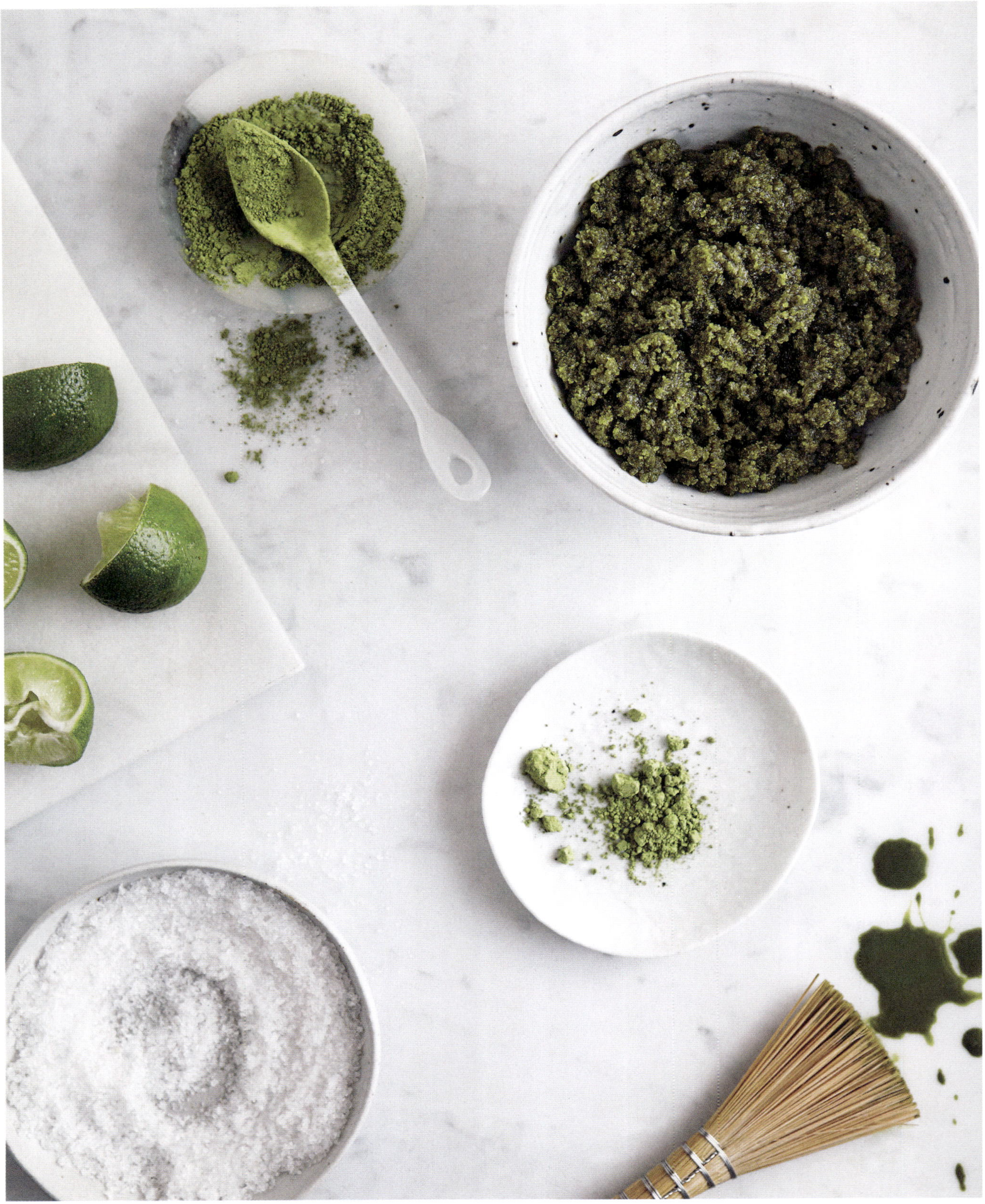

KÖRPERPEELING MIT MATCHA & MANDEL

Gemahlene Mandeln und Meersalz tragen Schmutz, Bakterien und tote Hautzellen sanft ab, regen die Zellerneuerung an und sorgen für eine weiche, geschmeidige Haut. Grüner Matcha-Tee (siehe Seite 129) wirkt mit seinem hohen Gehalt an Antioxidantien verjüngend und revitalisierend und bringt die Haut zum Strahlen. Olivenöl pflegt, sorgt für ein weiches Hautgefühl und spendet lang anhaltende Feuchtigkeit. Nach einer Behandlung mit diesem Peeling ist eine Bodylotion nicht mehr nötig, da die Haut genährt und mit Feuchtigkeit versorgt wird.

FÜR 1 ANWENDUNG

3 EL Meersalz
3 EL Olivenöl
2 EL gemahlene Mandeln
2 TL Matcha-Pulver
1 Spritzer Limettensaft
10 Tropfen ätherisches Öl – z. B. Zitrone, Grapefruit, Zitronengras oder Rosmarin

HERSTELLUNG

Alle Zutaten in eine kleine Schüssel geben und verrühren. Gegebenenfalls noch etwas Olivenöl oder gemahlene Mandeln einrühren, um die gewünschte Konsistenz zu erreichen. Das Peeling am besten direkt anwenden. Reste in einen luftdicht schließenden Behälter füllen, kalt stellen und innerhalb 1 Woche verbrauchen.

ANWENDUNG

Unter der Dusche großflächig in die feuchte Haut einmassieren und anschließend abspülen.

SCHWANGERSCHAFTS-BALSAM

Während der Schwangerschaft mit meinem Sohn Jake war ich unangenehm davon überrascht, wie stark sich die Haut mit dem immer größer werdenden Bauch dehnte. Unsere „Dream Cream“ für Mutter und Kind stellte sich als wahrer Lebensretter heraus – ein sehr reichhaltiges und pflegendes Produkt für den ganzen Körper, das strapazierte Haut beruhigt. Mein Rezept basiert auf der Dream Cream, ist im Handumdrehen angerührt und besteht aus nur wenigen Zutaten. Die Anwendung ausgewählter ätherischer Öle während der Schwangerschaft gilt zwar als unbedenklich, diese Rezeptur enthält jedoch keine, da manche schwangere Frauen diese lieber meiden.

Der Balsam eignet sich auch sehr gut für Ihren Nachwuchs – trockene, schuppige Hautpartien oder wunde Babypopos lassen sich so pflegen und beruhigen.

FÜR 1 SALBENTIEGEL (60 ML)

2 EL Sheabutter
1 EL Bienenwachs
2 EL Kokosöl
2 EL Olivenöl

HERSTELLUNG

Sheabutter und Bienenwachs im Wasserbad bei kleiner Hitze schmelzen (siehe Seite 11). Kokos- und Olivenöl einrühren. Vom Herd nehmen und den Balsam in einen Tiegel oder einen anderen luftdicht schließenden Behälter füllen. Mindestens 2 Stunden an einem sauberen, trockenen Ort abkühlen lassen und erst dann mit dem Deckel verschließen oder verwenden.

Kühl und trocken gelagert hält sich der Balsam bis zu 6 Monate.

ANWENDUNG

Den Balsam in die Haut einmassieren. Dabei Bereiche, die wund sind oder zu Schwangerschaftsstreifen neigen, besonders berücksichtigen.

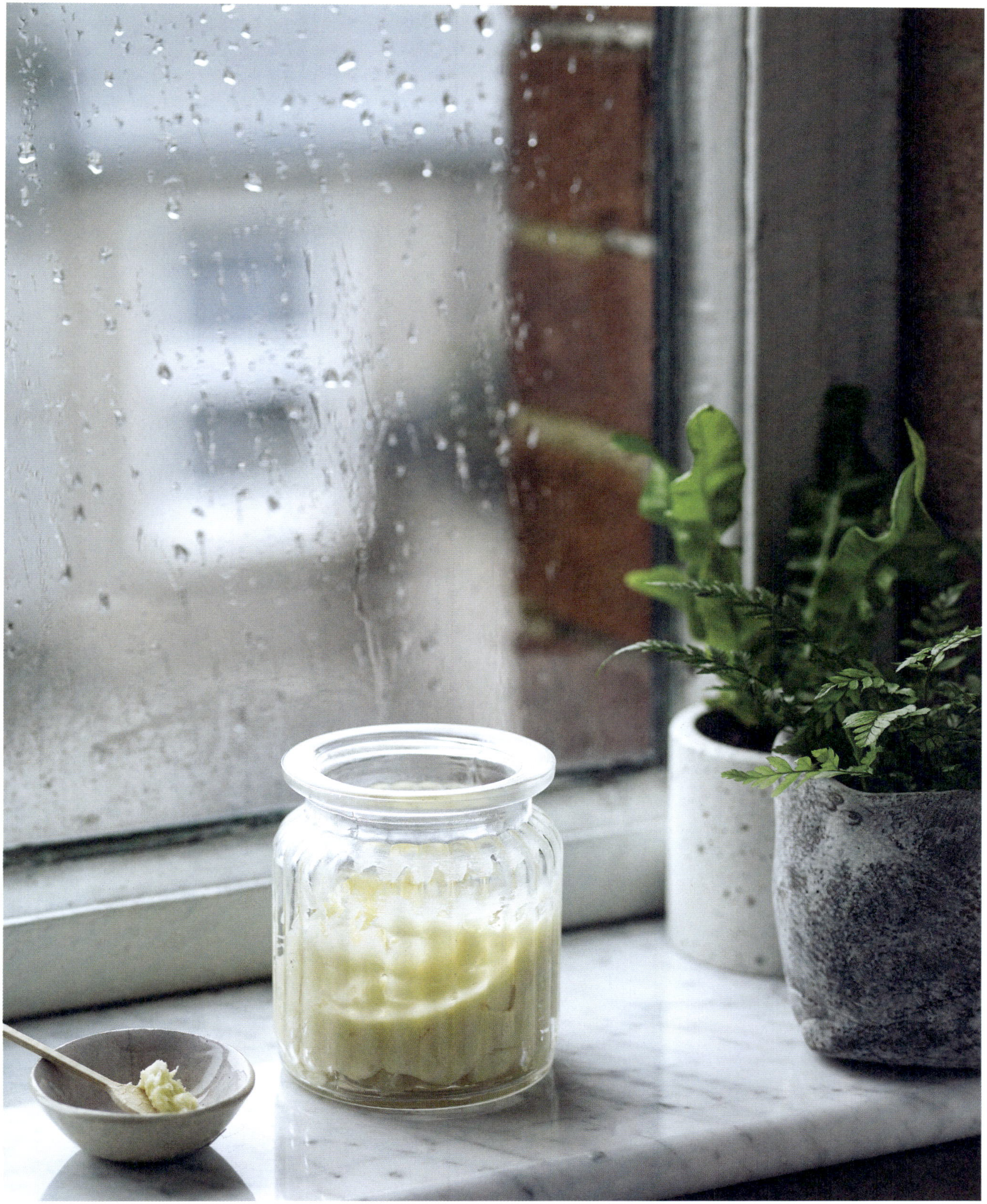

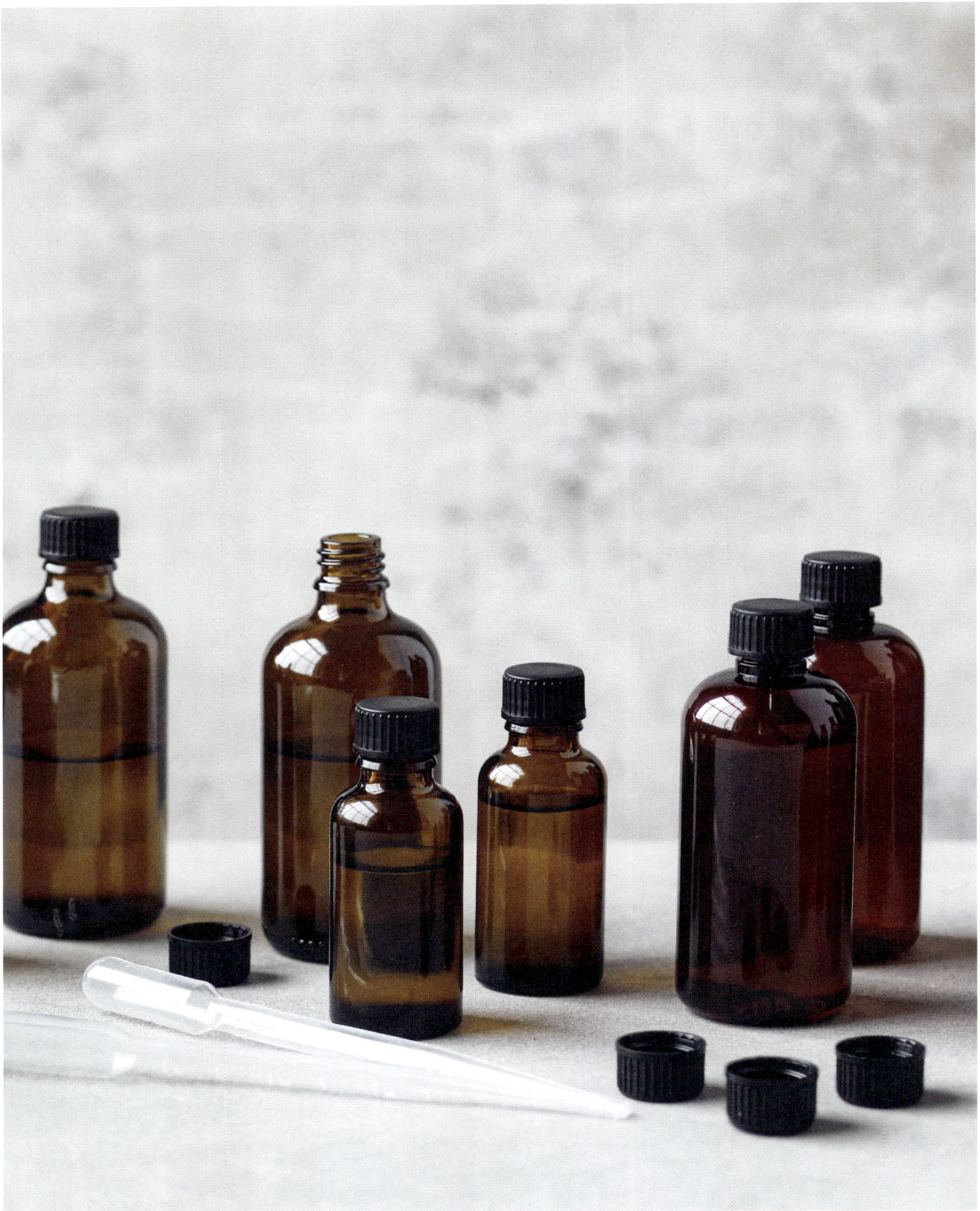

BABY-MASSAGEÖL

In den ersten Monaten mit Jake gehörte die Babymassage nach dem abendlichen Bad einfach dazu, was ihn tatsächlich zu entspannen schien. So wurde sie schnell zum festen Ritual vor dem Zubettgehen. Auch in den ersten Wochen, als er mit Koliken und Verstopfung zu kämpfen hatte, verschaffte die Massage Linderung.

Sie werden es vielleicht seltsam finden, dass handelsübliche Babyöle hauptsächlich Paraffin enthalten. Neben der Tatsache, dass Erdöl nicht die erste Wahl bei der Pflege empfindlicher Babyhaut sein sollte, hinterlässt es auch noch einen unangenehmen Fettfilm. Ein Pflanzenöl hingegen liefert der Haut wesentlich mehr Nährstoffe und ist zudem noch völlig natürlich.

Für dieses Babyöl benötigen Sie lediglich ein pflanzliches Trägeröl oder eine Mischung mehrerer Pflanzenöle in Bioqualität (siehe Seite 12–13). Besonders geeignet sind Jojoba-, Aprikosen- oder Kokosöl. Sie können außerdem für Babyhaut geeignete ätherische Öle (siehe Seite 14–15) bis zu einer Einsatzkonzentration von 0,5 Prozent hinzufügen. Geeignet sind beispielsweise Lavendel, Kamille oder Ylang Ylang. Fertig ist Ihr eigenes Baby-Massageöl, das frei von zweifelhaften Inhaltsstoffen ist.

Geben Sie das Öl in einen luftdicht schließenden Behälter – ein 100-ml-Pumpspender bietet sich in diesem Fall an – und lagern Sie es an einem kühlen, dunklen Ort. So hält es sich bis zu 6 Monate. Schön verpackt eignet sich das Öl auch hervorragend als Geschenk für werdende Mütter.

- KAPITEL VIER -

HÄNDE & FÜSSE

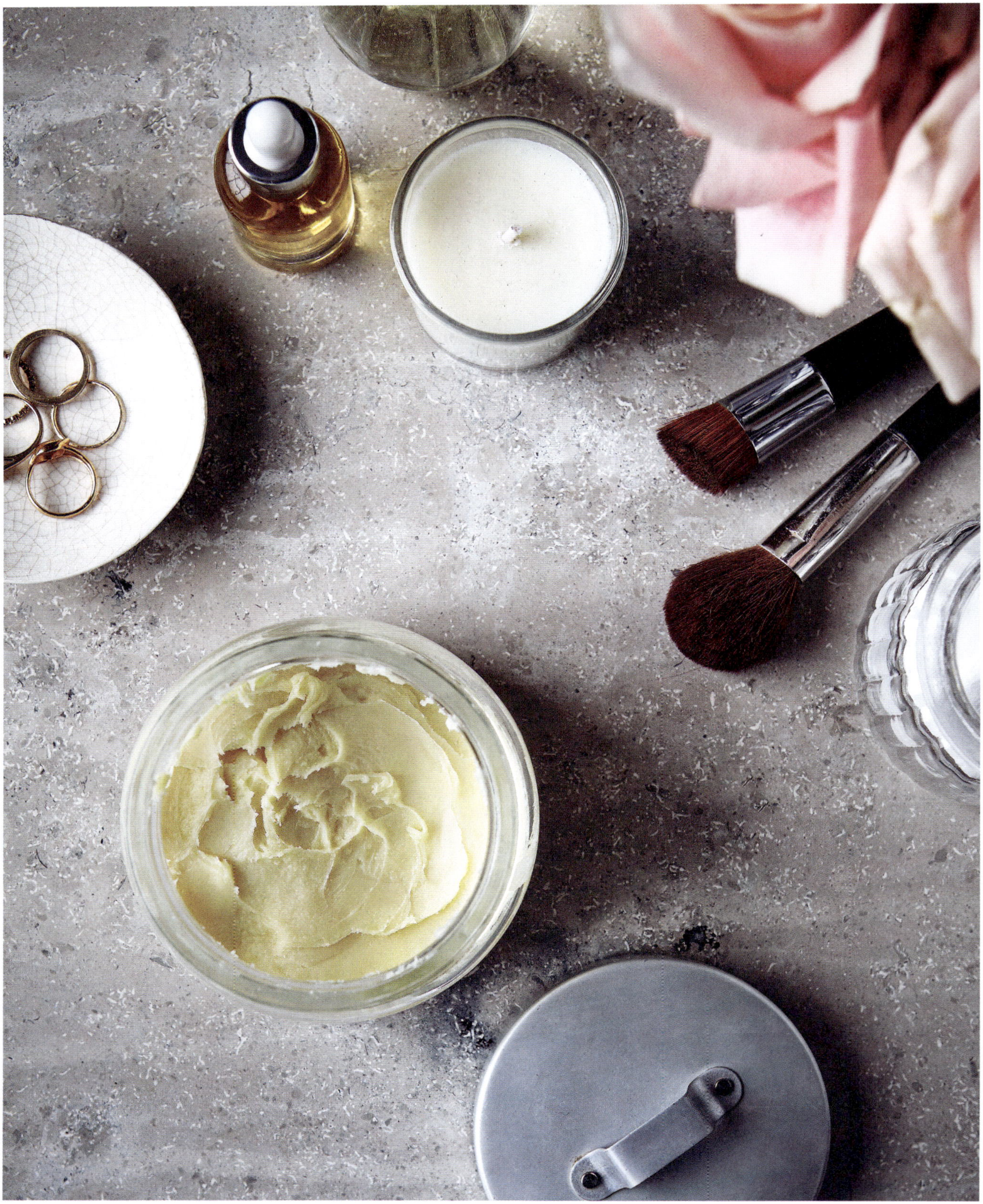

HEILENDE HANDCREME FÜR JEDEN TAG

Häufig werden die Hände in der Hautpflege vernachlässigt, obwohl sie tagtäglich äußeren Einflüssen und chemischen Substanzen ausgesetzt sind. Daher sind hier oftmals auch die Zeichen der Hautalterung zuerst sichtbar.

Dies ist eine einfache, aber intensiv pflegende Handcreme. Sheabutter ist reich an pflegendem Vitamin E und Fettsäuren. Avocadoöl dringt tief in die Haut ein und steckt ebenfalls voller Vitamine und Antioxidantien, die für ein weiches, geschmeidiges und jugendliches Hautbild sorgen. Bienenwachs beruhigt und bildet einen Schutzfilm gegen äußere Einflüsse.

FÜR 1 SALBENTIEGEL (60 ML)

2 EL Sheabutter
1 EL Bienenwachs
4 EL Avocadoöl
optional: bis zu 10 Tropfen ätherisches Öl (siehe Seite 14) – Lavendel, Sandelholz oder Weihrauch z. B. wirken regenerierend, duften aber nicht zu aufdringlich.

HERSTELLUNG

Sheabutter und Bienenwachs im Wasserbad bei kleiner Hitze schmelzen (siehe Seite 11), dann das Avocadoöl einrühren. Vom Herd nehmen und in den Tiegel oder einen anderen luftdicht schließenden Behälter füllen. Bei Verwendung von ätherischem Öl die Creme zunächst 10 Minuten abkühlen lassen und dann das Öl mit einem Cocktailspieß einrühren. Mindestens 2 Stunden an einem sauberen, trockenen Ort abkühlen lassen und erst dann mit dem Deckel verschließen oder verwenden.

Kühl und dunkel gelagert hält sich die Creme bis zu 4 Monate, sofern kein Wasser hineingelangt.

ANWENDUNG

Wenn möglich, mindestens ein Mal täglich auf die Hände geben und einmassieren. Ich empfehle, die Creme als Erinnerung neben dem Spülbecken aufzubewahren. Bitte immer mit trockenen Händen entnehmen!

HANDPEELING MIT ZITRONE & ROSMARIN

Mit diesem Handpeeling können Sie selbst hartnäckigen Schmutz vom Gärtnern oder anderen Aktivitäten entfernen, wenn Seife allein nicht ausreicht. Olivenöl löst Schmutz und Fett, pflegt die Haut und spendet Feuchtigkeit. Das antibakterielle Zitronenöl unterstützt die reinigende Wirkung. Zucker und Rosmarin peelen die Haut sanft und entfernen dabei stumpfe, trockene Hautzellen. Das Ergebnis: weiche, geschmeidige Hände.

FÜR 1 SALBENTIEGEL (60 ML)

2 TL Olivenöl
10 Tropfen ätherisches Zitronenöl oder abgeriebene Schale von 1 Zitrone
4 EL weicher Vollrohrzucker
2 EL frische Rosmarinblätter, fein gehackt

HERSTELLUNG

Olivenöl und Zitronenöl oder -abrieb in einer kleinen Schüssel vermischen. Zucker und Rosmarin zufügen und alles gut verrühren. In den Tiegel oder einen anderen luftdicht schließenden Behälter füllen.

Kühl und trocken gelagert hält sich das Peeling bis zu 1 Monat, sofern ätherisches Zitronenöl verwendet wurde und kein Wasser in das Produkt gelangt. Mit abgeriebener Zitronenschale hält sich das Peeling im Kühlschrank bis zu 1 Woche.

ANWENDUNG

Das Peeling mit der trockenen Hand aus dem Behälter entnehmen – vermeiden Sie, dass Wasser hineingelangt. Hände und Nägel unter Zugabe von warmem Wasser damit massieren, dann klar abspülen. Das Peeling nach Bedarf anwenden, bestenfalls zwei Mal wöchentlich, um die Hände geschmeidig und jung zu halten.

NAGELHAUTKUR MIT MANUKAHONIG

Eine tolle Kur für zwischendurch, die trockene und irritierte Nagelhaut intensiv versorgt. Manukahonig wirkt stark antibakteriell und hat hervorragende regenerative sowie pflegende Eigenschaften (siehe Seite 113). Olivenöl spendet Feuchtigkeit, beruhigt und macht die Nagelhaut weich.

FÜR 2 BALSAMTIEGEL (À 15 ML)

1 EL Bienenwachs
1 EL Olivenöl
1 TL Manukahonig
optional: bis zu 4 Tropfen ätherisches Öl (siehe Seite 14) – Zitrone oder Lavendel z. B. wirken antiseptisch und heilend.

HERSTELLUNG

Das Bienenwachs im Wasserbad bei kleiner Hitze schmelzen (siehe Seite 11). Die Hitze herunterschalten, dann Olivenöl und Honig sorgfältig einrühren. Das Produkt in die beiden Tiegel oder andere luftdicht schließende Behälter füllen. Falls ätherisches Öl verwendet wird, die Mischung zunächst 10 Minuten abkühlen lassen und dann das Öl mit einem Cocktailspieß einrühren. Mindestens 2 Stunden an einem sauberen, trockenen Ort abkühlen lassen. Mit dem Deckel verschließen oder verwenden.

Kühl und trocken gelagert hält sich die Kur bis zu 4 Monate.

ANWENDUNG

Die Kur sparsam auf Nagelbett und Nagelhaut geben und sorgfältig einmassieren.

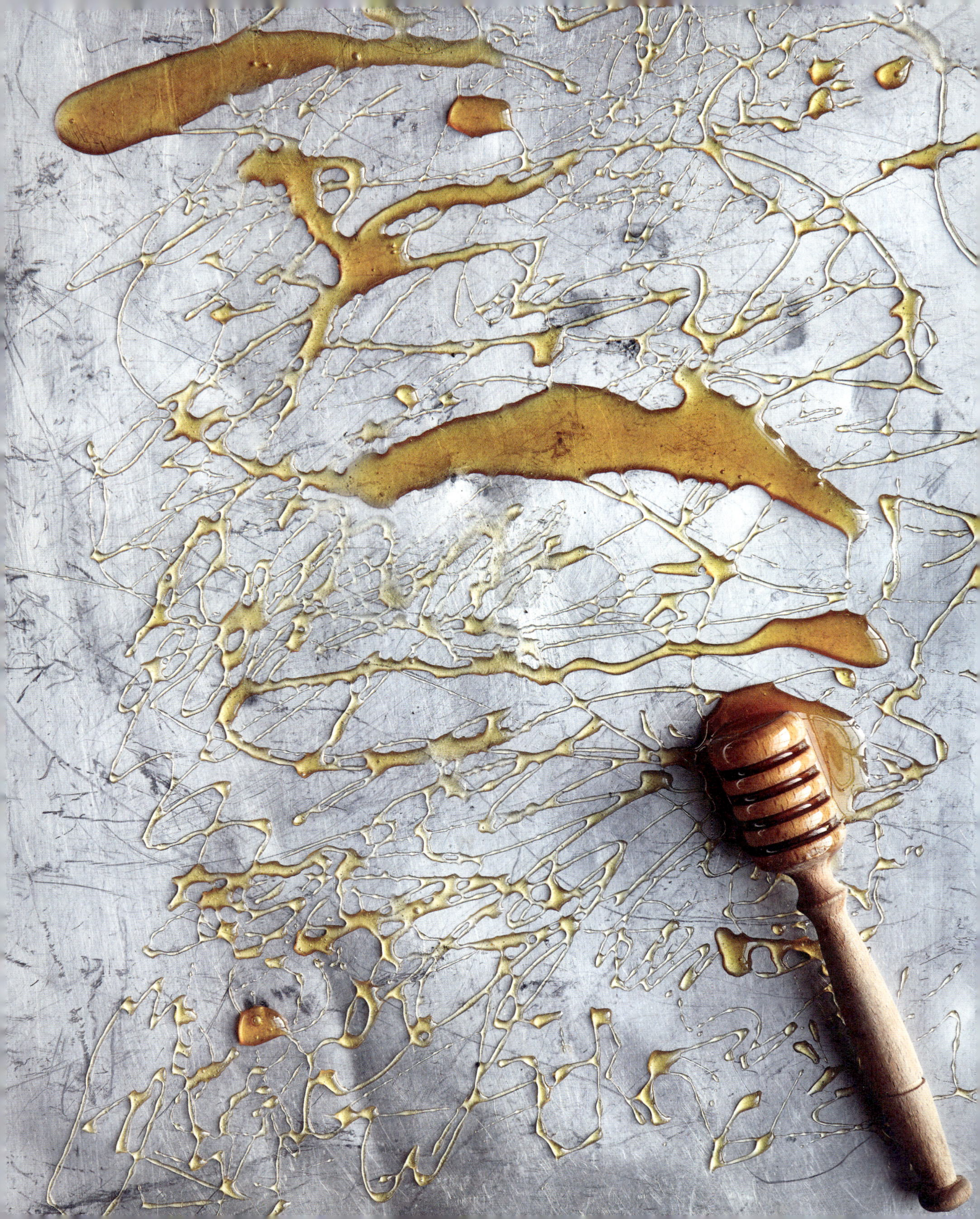

MANUKAHONIG

UNTER DER LUPE

Manukahonig wird von Honigbienen aus dem Nektar der Südseemyrte (Leptospermum scoparium) erzeugt und in Neuseeland bereits seit Jahrhunderten als Heilmittel verwendet. Schon herkömmlicher Honig bietet viele Vorteile für die Gesundheit, Manukahonig aber hat mit seinen wesentlich stärkeren antibakteriellen und antimikrobiellen Eigenschaften einen noch größeren therapeutischen Wert.

Für die antibakterielle Wirkung des Manukahonigs ist neben Wasserstoffperoxid hauptsächlich Methylglyoxal verantwortlich, das nachweislich die Wundheilung unterstützt. Manukahonig ist darüber hinaus entzündungshemmend – Rötungen und entzündliche Hautkrankheiten wie Akne oder Ekzeme können gemindert werden. Wie andere naturbelassene Honigsorten unterstützt Manukahonig den Feuchtigkeitshaushalt der Haut, indem Feuchtigkeit aus der Luft in der Haut gespeichert wird. Das Ergebnis: ein strahlender und jugendlicher Teint.

Die Symbole auf dem Manukahonig-Glas informieren über die Intensität der antibakteriellen Wirkung: NPA (nicht-peroxide Aktivität), UMF (Unique Manuka Factor) und MGO (Methylglyoxal). Ein MGO-Gehalt von 400–500 (20–35 UMF®) eignet sich am besten für die Haut- und Wundbehandlung, während ein geringerer Gehalt die Ernährung ergänzt.

Dieses Buch enthält mehrere Rezepte mit Manukahonig. Sie können ihn jedoch auch pur zur Behandlung von Hautproblemen oder als Feuchtigkeitspflege anwenden. Einfach das Gesicht befeuchten, trocken tupfen, eine dünne Schicht Manukahonig auftragen, 20 Minuten einwirken lassen und mit warmem Wasser abspülen.

FUSSPEELING MIT GRAPEFRUIT & MEERSALZ

Oft vergessen wir die Pflege der Füße das ganze Jahr über – und bekommen Panik, wenn der Sommer und damit die Flip-Flop-Saison plötzlich vor der Tür steht. Dieses belebende Fußpeeling enthält mineralreiches Salz aus dem Toten Meer (siehe Seite 91), das bereits seit Jahrhunderten zur Behandlung von Hautproblemen und zur Muskelentspannung eingesetzt wird. Ätherisches Grapefruitöl enthält Zitronensäure, die als natürliches Peelingmittel tote Hautzellen abträgt und trockener, rauer Haut Geschmeidigkeit verleiht. Das Grapefruitöl ist optional, ergänzt diese Rezeptur jedoch ausgezeichnet, da es mit seinen antimikrobiellen Eigenschaften Fußgeruch und Bakterien bekämpft, die Fußpilz und rissige Haut verursachen.

FÜR 1 ANWENDUNG

optional: 8–10 Tropfen ätherisches Grapefruitöl
1 EL Olivenöl
2 EL Totes-Meer-Salz (wahlweise anderes Meersalz oder Zucker)
2 EL abgeriebene Schale von 1 Grapefruit oder anderen Zitrusfrucht, z. B. Orange, Zitrone oder Limette

HERSTELLUNG

Olivenöl und, falls verwendet, ätherisches Öl in eine kleine Schüssel geben. Salz und abgeriebene Fruchtschale zufügen und gut verrühren.

Das Peeling direkt anwenden. Den Rest in einen luftdicht schließenden Behälter geben und kalt stellen. Innerhalb von 1 Woche verbrauchen.

ANWENDUNG

Mit der trockenen Hand aus dem Behälter entnehmen und die Füße damit unter Zugabe von warmem Wasser einmassieren. Den Fersenbereich besonders berücksichtigen, da er dazu neigt, schnell auszutrocknen. Die Füße abspülen. Anschließend vorsichtig gehen, da die Fußsohlen durch das Öl etwas rutschig sein können. Das Peeling kann ein Mal wöchentlich angewendet werden, um die Füße glatt und geschmeidig zu halten.

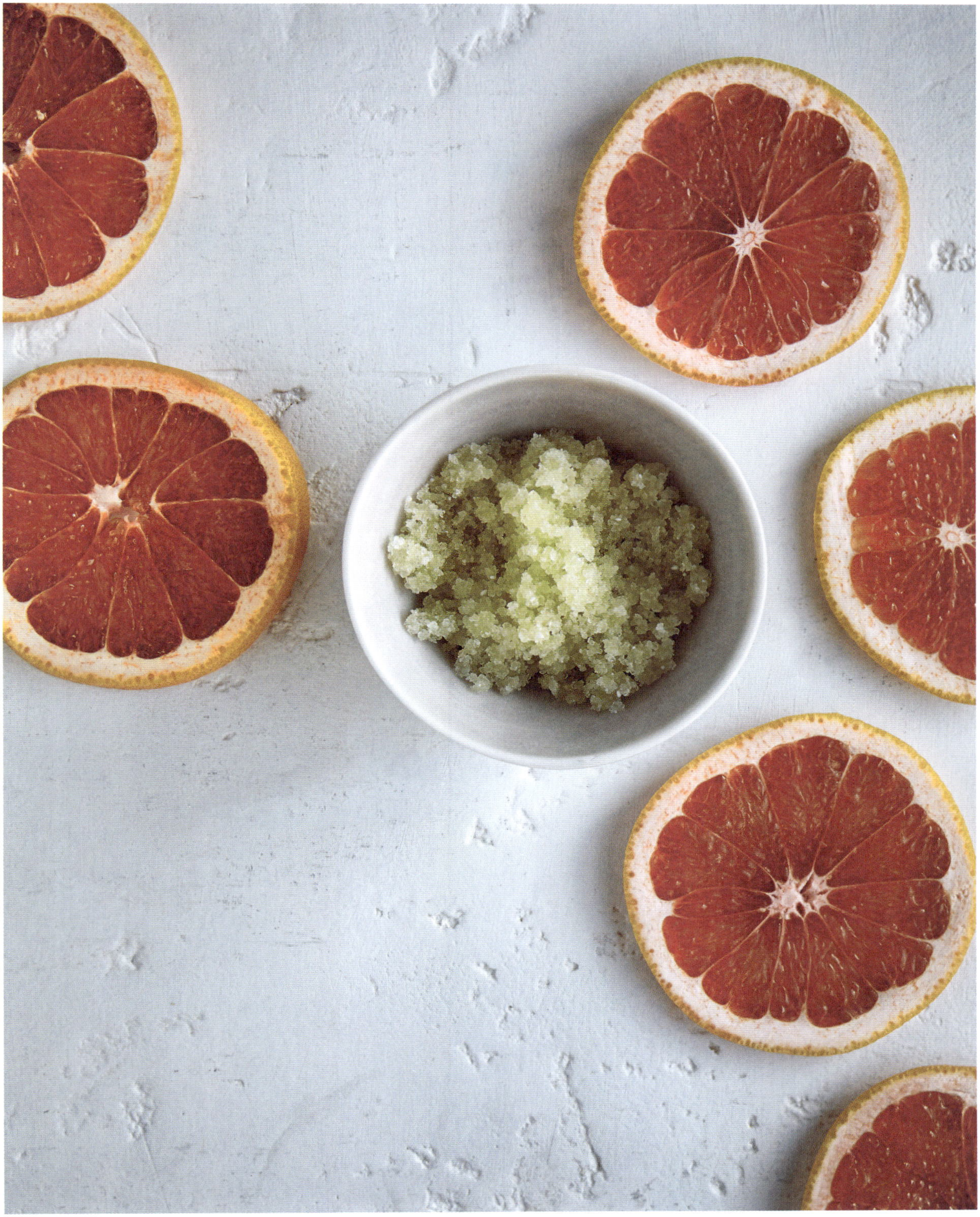

PFEFFERMINZ-FUSSBAD

Bei müden Füßen bietet dieses Ritual einen herrlichen Moment der Entspannung.

Bittersalze sind streng genommen keine Salze, sondern natürlich vorkommende mineralische Komponenten, die Magnesium und Sulfate enthalten. Diese kommen der Haut auf vielfache Weise zugute: Sie entspannen die Muskeln und hemmen Gelenkschmerzen sowie -entzündungen und sind damit eine perfekte Behandlung für müde, schmerzende Füße.

Pfefferminzöl wirkt entzündungshemmend, heilend und – ebenso wie frische Minze – antibakteriell. Beide kühlen, erfrischen und revitalisieren die Füße. Warmes Wasser fördert die Durchblutung der Haut, was entspannend wirkt und die Selbstheilungskräfte anregt.

FÜR 1 ANWENDUNG

1 EL Macadamianussöl
10 Tropfen ätherisches Pfefferminzöl
5 EL Bittersalz
1 kleine Handvoll Minzeblätter, gehackt

HERSTELLUNG

Macadamianussöl und ätherisches Öl in eine kleine Schüssel geben. Salz und Minzeblätter zufügen und alles verrühren.

Das Fußbad am besten direkt anwenden oder in einen luftdicht schließenden Behälter füllen. Kühl und dunkel gelagert hält es sich bis zu 4 Tage.

ANWENDUNG

Eine große Schüssel knöchelhoch mit warmem Wasser befüllen und das Salz hineingeben. Zurücklehnen, entspannen und die Füße 30 Minuten oder länger baden. Der Stress des Tages wird buchstäblich weggespült und Ihre Füße fühlen sich belebt und erfrischt an.

FUSSBAD MIT MILCH & KARDAMOM

Milch und Honig finden seit Jahrtausenden Anwendung in wohltuenden Bädern – Kleopatra soll bekannt dafür gewesen sein, dass sie ihre Haut durch Milch- und Honigbäder geschmeidig und wohlriechend pflegte. Eine ganze Badewanne mit Milch zu füllen wird Ihnen vermutlich nicht zusagen – ein Fußbad mit Milch ist jedoch einfach zubereitet!

Mit ihrem hohen Gehalt an Milchsäure ist die Milch in der Lage, tote Hautzellen sanft, aber gründlich zu lösen, was die Produktion neuer gesunder Zellen anregt und so für jünger wirkende, weiche Haut sorgt. Honig ist von Natur aus pilzhemmend und antibakteriell, wodurch Hautproblemen wie Fußpilz vorgebeugt und die Entstehung von unangenehmem Fußgeruch verhindert wird. Zudem unterstützt Honig die Haut bei der Speicherung von Feuchtigkeit. Und das wunderbare Aroma von Kardamom schließlich entspannt und verleiht diesem Fußbad einen Hauch Exotik.

Sie können Kuhmilch durch Kokosmilch ersetzen, die reich an Laurin- und Fettsäure ist. Darüber hinaus besitzt sie antibakterielle und intensiv feuchtigkeitsspendende Eigenschaften – ganz abgesehen von ihrem verführerischen Duft!

FÜR 1 ANWENDUNG

10–15 Kardamomkapseln
100 ml Vollmilch
2 EL Honig oder Manukahonig

HERSTELLUNG

Die Kardamomkapseln mit Stößel und Mörser aufbrechen. Die Kapseln entfernen und die Samen beiseitestellen. Die Milch in einen Topf gießen. Kardamomsamen und Honig hinzufügen und unter Rühren leicht erhitzen, bis sich der Honig vollständig aufgelöst hat. Die Temperatur sollte unter dem Siedepunkt liegen. Das Fußbad direkt verwenden.

ANWENDUNG

Eine große Schüssel knöchelhoch mit warmem Wasser befüllen und die Milchmischung hineingeben. Zurücklehnen, entspannen, die Füße baden und die Magie des Moments wirken lassen. Mit warmem Wasser abspülen.

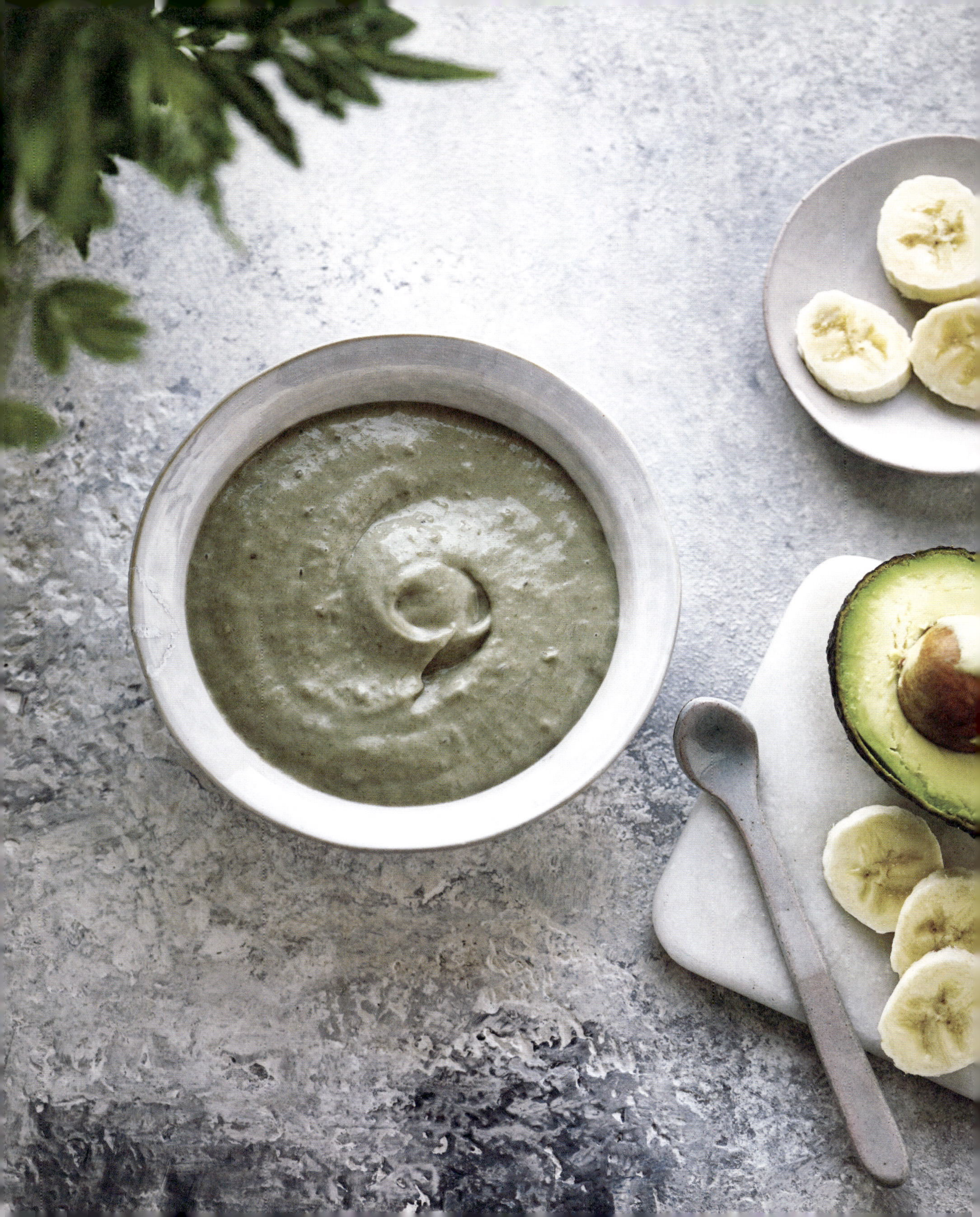

FERSENCREME MIT AVOCADO & BANANE

Rissige Haut an den Fersen ist ein weitverbreitetes Problem, insbesondere im Sommer, wenn Sie Flip-Flops oder Sandalen tragen, die den Füßen keinen Halt bieten. Diese Creme ist eine einfache Mischung aus Avocado und Banane, die wahre Wunder vollbringt. Sie unterstützt die Regeneration der Haut und macht die Fersen wieder vorzeigbar. Dieses Rezept ist außerdem eine gute Möglichkeit, überreife Bananen zu verwerten!

Die Avocado steckt voller Vitamin E und Fettsäuren, die Feuchtigkeit spenden, für geschmeidige Haut sorgen und deren Zellen stärken (siehe Seite 121). Bananen nähren die Haut mit einer Reihe Mineralien, darunter Eisen, Zink und Kalium. Macadamianussöl pflegt die Haut samtweich und eignet sich besonders für die Fußpflege, weshalb viele Reflexologen darauf schwören. Teebaumöl wirkt antibakteriell und heilungsfördernd.

FÜR 1 ANWENDUNG

- 3 EL Macadamianussöl
- optional: 10 Tropfen Teebaumöl oder ein anderes ätherisches Öl (siehe Seite 14)
- 1 reife oder überreife Banane, geschält
- ½ reife Avocado, entsteint und geschält
- 3 TL Wasser

HERSTELLUNG

Macadamianussöl und, falls verwendet, ätherisches Öl in eine Schüssel geben. Die restlichen Zutaten zufügen und mit einem Stabmixer zu einer glatten Masse verarbeiten.

Die Creme am besten direkt verwenden. Reste in einen luftdicht schließenden Behälter füllen, kalt stellen und innerhalb von 3 Tagen verbrauchen.

ANWENDUNG

Die Creme auf Fersen und Füßen verteilen. Rissige Stellen mit den Fingerspitzen oder einem Pinsel besonders behandeln. Die Füße in Frischhaltefolie einwickeln und die Creme mindestens 20 Minuten einwirken lassen. Folie entfernen und die Füße mit warmem Wasser abspülen.

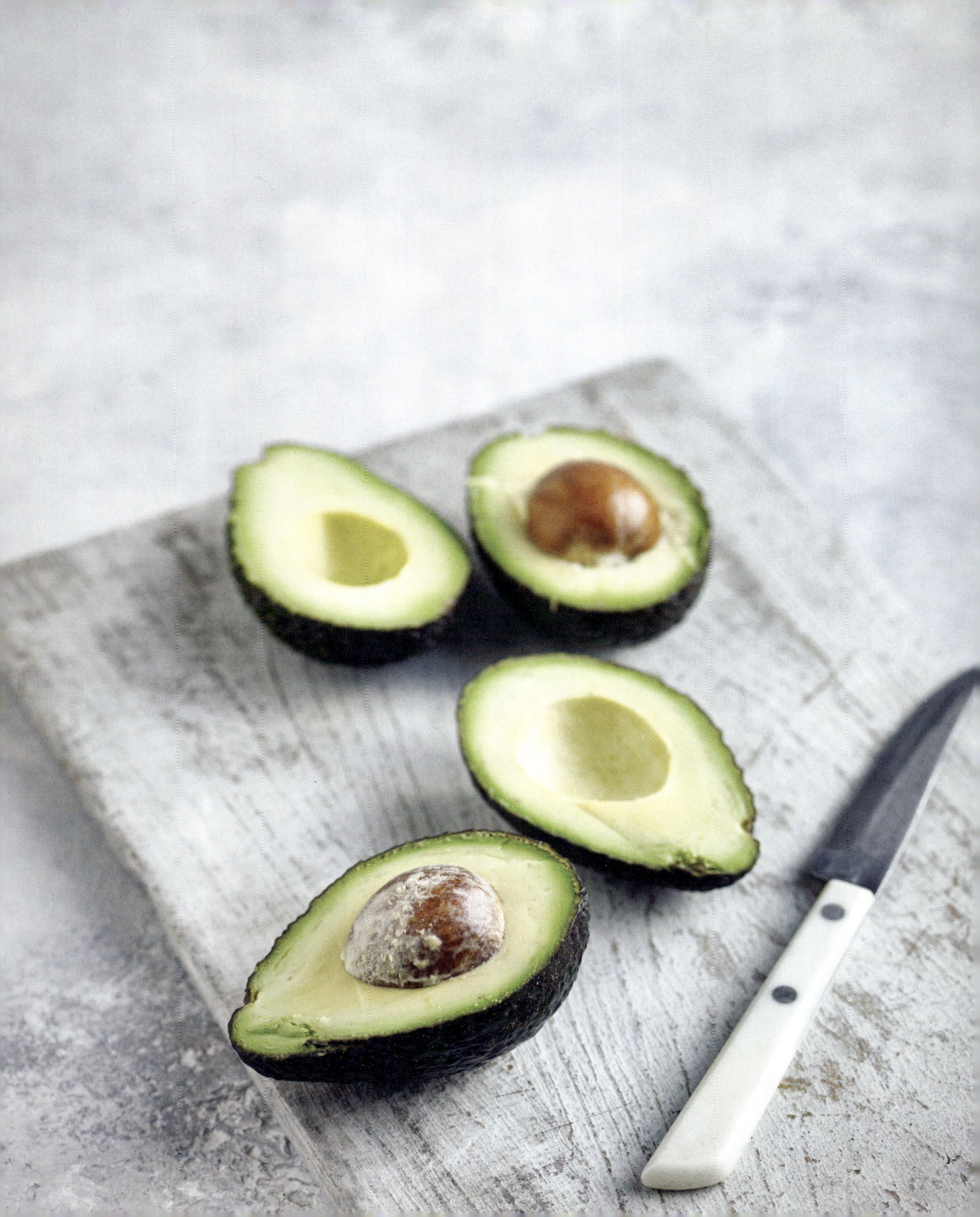

AVOCADO

UNTER DER LUPE

Schon seit Langem werden Avocados in der Ernährung für ihren gesundheitlichen Nutzen geschätzt. Sie enthalten eine Reihe gesunder Vitamine und Fette, vor allem einfach ungesättigte Fettsäuren, die den Cholesterinspiegel senken können. Darüber hinaus stecken sie voller Antioxidantien. Von all diesen Eigenschaften profitiert bei äußerlicher Anwendung auch die Haut. Aus diesem Grund bildet die Avocado eine wunderbare Basis für viele Produkte im Bereich der natürlichen Haut- und Haarpflege.

Das in hoher Konzentration enthaltene Vitamin E der Avocado pflegt nicht nur die Haut, sondern bekämpft mit seiner antioxidativen Wirkung auch die schädlichen Auswirkungen freier Radikale – winzige Moleküle aus der Umwelt, welche die Struktur der Hautzellen verändern und deren Alterungsprozess beschleunigen können. Avocado liefert außerdem Vitamin A, wodurch das Wachstum neuer Zellen und die Kollagenproduktion angeregt werden. Kollagen ist ein Protein, das essenziell für den Erhalt weicher, geschmeidiger Haut ist und die Entstehung feiner Linien und Fältchen vermindert. Und schließlich hat das im Fruchtfleisch der Avocado enthaltene grüne Pigment – Chlorophyll – eine entzündungshemmende und stark antioxidative Wirkung.

Für die Zubereitung einer supereinfachen, pflegenden Gesichtsmaske zerkleinern Sie einfach das Fruchtfleisch einer halben Avocado und tragen es auf die Gesichtshaut auf. Mindestens 15 Minuten einwirken lassen, dann abspülen.

- KAPITEL FÜNF -

BAD

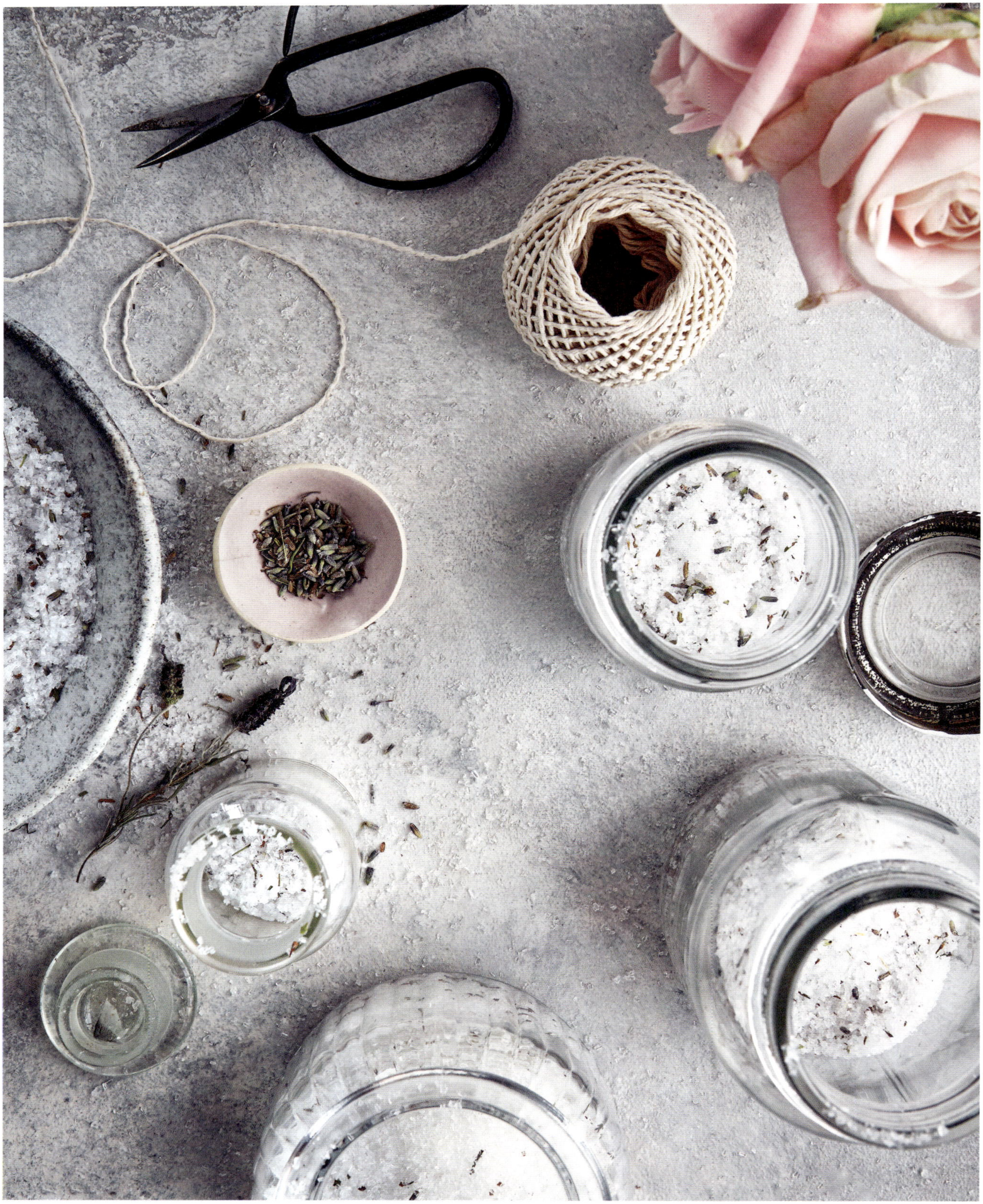

GUTE-NACHT-BADESALZ

Die Mischung aus Bittersalzen und Lavendel sorgt für tiefe Entspannung und bietet sich somit besonders bei Schlafstörungen an. Bittersalze werden von der Haut aufgenommen und entspannen müde, schmerzende Muskeln (siehe Seite 91), während Lavendel für seine heilenden und beruhigenden Eigenschaften geschätzt wird.

Ein Lavendelspray für das Kopfkissen kann ebenfalls schlaffördernd wirken. Bereiten Sie einfach das Rezept für das Haar-Parfum auf Seite 72 mit ätherischem Lavendelöl zu und sprühen Sie vor dem Zubettgehen ein wenig davon auf Ihr Kopfkissen.

FÜR 1 BAD

- 1 TL Oliven- oder Sonnenblumenöl
- 10 Tropfen ätherisches Lavendelöl
- 4 EL Bittersalz
- optional: Einige getrocknete Lavendelblüten dazumischen – hübsch, wenn Sie das Badesalz verschenken möchten.

HERSTELLUNG

Die Öle in eine kleine Schüssel geben. Das Bittersalz zugeben und alles verrühren.

Das Badesalz direkt anwenden oder in einen luftdicht schließenden Behälter füllen, wenn größere Mengen auf Vorrat zubereitet werden. Kühl und dunkel gelagert hält sich das Salz bis zu 6 Monate, sofern kein Wasser hineingelangt.

ANWENDUNG

Das Salz in das warme Badewasser geben. Sobald es vollständig aufgelöst ist, eintauchen und entspannen!

BADETRÜFFEL MIT KAKAO & VANILLE

Diese reichhaltigen und schokoladigen Badetrüffel verwandeln das Badewasser in eine sanfte Hülle, die Ihre Haut streichelzart pflegt und dabei gleichzeitig beruhigt und entspannt. Die Würfel sind einfach herzustellen und machen richtig was her – ein ideales Geschenk für Familie und Freunde.

Lassen Sie ihrer Kreativität freien Lauf und verwenden Sie Eiswürfelbehälter in unterschiedlichen Formen.

FÜR ETWA 12 TRÜFFEL

6 EL Sheabutter
2 EL Kakaobutter, gehackt
1 EL Kokosöl
1 TL Kakaopulver
2 TL natürliches Vanilleextrakt

Sie benötigen außerdem
1 Eiswürfelbehälter in beliebiger Form.

HERSTELLUNG
Shea- und Kakaobutter im Wasserbad bei kleiner Hitze schmelzen (siehe Seite 11), dann das Kokosöl dazugeben. Den Topf vom Herd nehmen und 2 Minuten abkühlen lassen. Kakaopulver und Vanilleextrakt sorgfältig dazurühren. Die Mischung in den Eiswürfelbehälter füllen und 30 Minuten in den Gefrierschrank stellen. Die Trüffel entnehmen und in einen luftdicht schließenden Behälter geben.

Die Badetrüffel bei wärmeren Temperaturen im Kühlschrank lagern. Sie halten sich bis zu 6 Monate, sofern kein Wasser in das Produkt gelangt.

ANWENDUNG
Einen Trüffel ins Badewasser geben und eintauchen. Seien Sie vorsichtig, wenn Sie die Badewanne verlassen, da der Boden durch das Öl rutschig werden kann.

BADESALZ MIT MATCHA, ZITRONE & LIMETTE

Dieses Badesalz wirkt sehr belebend und stimmungsaufhellend. Daneben besitzt es noch eine ganze Menge hautpflegender Eigenschaften.

Grüner Matcha-Tee ist reich an Antioxidantien, die hautschädigende freie Radikale bekämpfen und die Bildung neuer Hautzellen anregen (siehe Seite 129), während die belebenden Zitronen- und Limettenschalen für weiche Haut sorgen. Die Bittersalze werden von der Haut aufgenommen, entspannen die Muskeln und reduzieren Stress (siehe Seite 91). Auch das ätherische Öl aus Zitronengras lindert Muskelschmerzen, löst Verspannungen und wirkt beruhigend auf den Geist.

FÜR 1 BAD

10 Tropfen ätherisches Zitronengrasöl
1 TL Olivenöl
5 EL Bittersalz
1 TL Matcha-Pulver
abgeriebene Schale von 1 Zitrone
abgeriebene Schale von 1 Limette

HERSTELLUNG

Die Öle in einer kleinen Schüssel vermengen. Die restlichen Zutaten zufügen und gut verrühren.

Das Badesalz direkt anwenden. Möchten Sie größere Mengen auf Vorrat herstellen, das Rezept ohne Fruchtschale zubereiten und in einen luftdicht schließenden Behälter füllen. Kühl und dunkel gelagert hält sich das Salz bis zu 6 Monate.

ANWENDUNG

Das Salz in das warme Badewasser geben. Sobald es sich vollständig aufgelöst hat, eintauchen und entspannen! Seien Sie vorsichtig, wenn Sie die Badewanne verlassen, da der Boden durch das Öl rutschig werden kann.

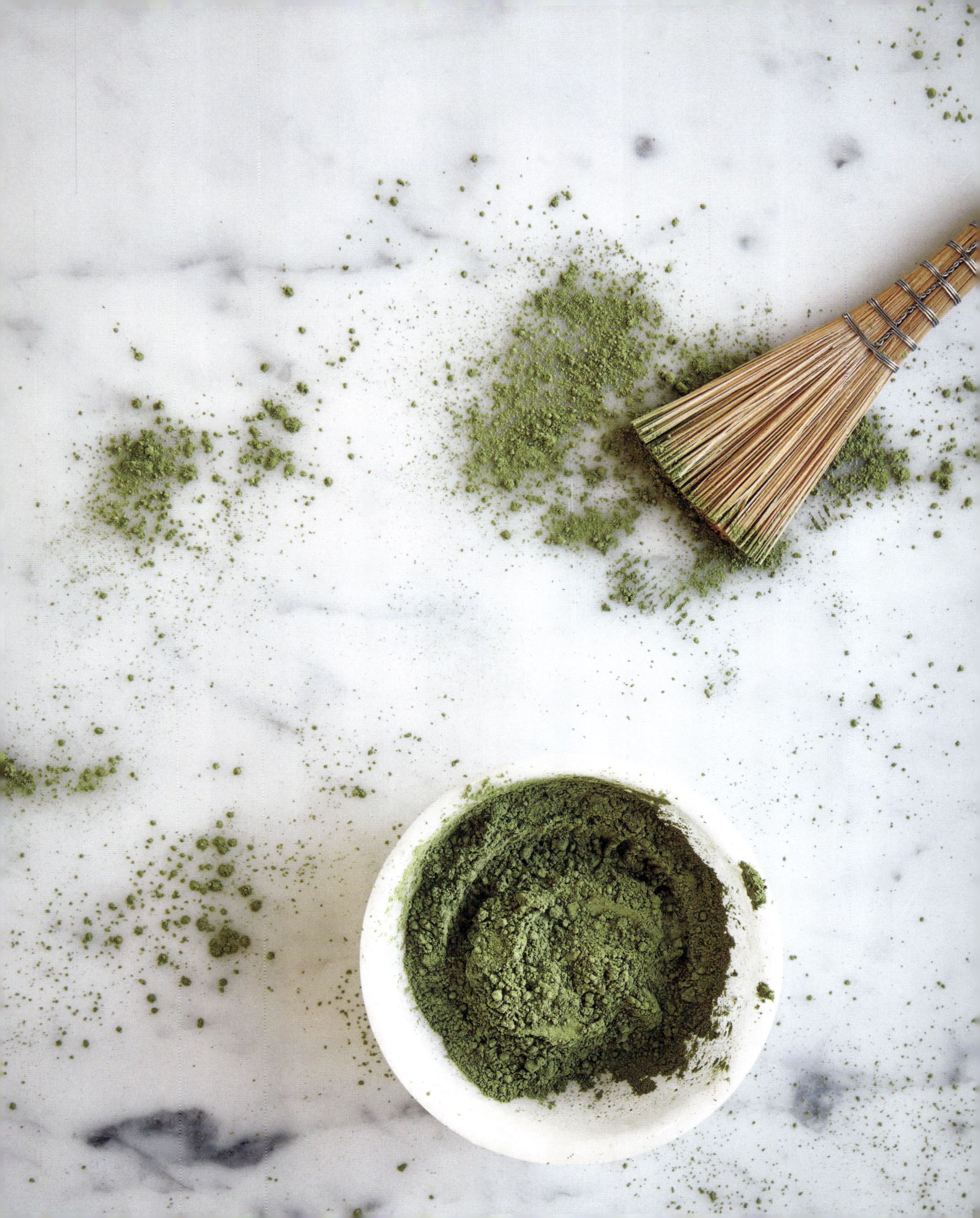

MATCHA GRÜNER TEE

UNTER DER LUPE

Matcha ist ein pulverisierter grüner Tee aus dem ganzen Blatt, der aus Japan stammt und seit Jahrhunderten für seine positive Wirkung auf Leistung, Konzentration und Kreislauf geschätzt wird. Schon vor 900 Jahren war Matcha Teil der Teezeremonie und wird von buddhistischen Mönchen getrunken, um an langen Tagen der Meditation aufmerksam und fokussiert zu bleiben.

Durch die Pulverisierung hochkonzentriert, ist Matcha gewöhnlichem grünen Tee in Bezug auf seine Nährstoffdichte weit überlegen – eine Tasse zubereiteter Matcha enthält genauso viele Nährstoffe wie zehn Tassen Grüntee. Er steckt voller Antioxidantien, Nährstoffe und Vitamine und hat sich längst als Superfood etabliert. Was seine erstaunliche Wirkung auf die Haut betrifft, scheint Matcha jedoch noch recht unbekannt zu sein. Er enthält Catechin, eine Art Polyphenol und kraftvolles Antioxidans, das die Haut entgiftet, Bakterien bekämpft und hautschädigende freie Radikale inaktiviert. Darüber hinaus wird die Zellerneuerung stimuliert und der Teint revitalisiert. Zeichen vorzeitiger Hautalterung werden gemindert. Matcha wirkt außerdem entzündungshemmend und ist damit hilfreich bei Hautproblemen wie Akne und Ekzemen.

Mehrere Rezepte in diesem Buch enthalten Matcha-Pulver, das ich nur empfehlen kann. Der relativ strenge Geruch des Tees kann leicht mit ätherischen Ölen kaschiert werden.

MAGISCHE BADEWÜRFEL MIT KOKOSÖL

Diese bezaubernde Badezutat mit herrlichem Kokosaroma ist im Handumdrehen hergestellt, leicht zu portionieren und reicht für mehrere Monate.

Kokosöl im Badewasser ist eine einfache Methode, um die Haut mit Nährstoffen und Feuchtigkeit zu versorgen, während man sich gleichzeitig einen Moment der Entspannung gönnt.

FÜR 12 WÜRFEL

460 g festes oder 500 ml flüssiges Kokosöl
60 Tropfen ätherisches Öl nach Wahl (siehe Seite 14)

Sie benötigen außerdem einen Eiswürfelbehälter.

HERSTELLUNG

Festes Kokosöl im Wasserbad bei kleiner Hitze schmelzen (siehe Seite 11). Den Topf vom Herd nehmen und 10–15 Minuten abkühlen lassen, dann das ätherische Öl einrühren. Die Mischung in den Eiswürfelbehälter füllen, 15 Minuten ruhen lassen und dann in den Gefrierschrank stellen. Die Würfel sind gebrauchsfertig, sobald sie fest geworden sind. Dem Eiswürfelbehälter entnehmen und in einen luftdicht schließenden Behälter geben.

Die Badewürfel bei wärmeren Temperaturen im Kühlschrank lagern, damit das Kokosöl nicht flüssig wird. Sie halten sich bis zu 6 Monate, sofern kein Wasser in das Produkt gelangt.

ANWENDUNG

Einen Trüffel ins Badewasser geben und eintauchen! Seien Sie vorsichtig, wenn Sie die Badewanne verlassen, da der Boden durch das Öl rutschig werden kann.

DETOX-BAD MIT TONERDE & SALZ

Durch diese einfache Mischung wird die Haut entgiftet und von alltäglichem Schmutz befreit. Nehmen Sie sich die Zeit, um Körper und Geist zu entspannen.

Die hoch absorbierende Bentoniterde zieht Gifte und Unreinheiten aus der Haut, während Salz aus dem Toten Meer viele hautpflegende Mineralien wie Magnesium und Kalium spendet (siehe Seite 91).

FÜR 1 BAD

optional: bis zu 10 Tropfen ätherisches Öl (siehe Seite 14) – zur Entgiftung eignen sich besonders Zitrone, Zitronengras, Lavendel, Grapefruit oder Pfefferminze
1 TL Oliven- oder Sonnenblumenöl
4 EL Totes-Meer-Salz
2 TL Bentoniterde

HERSTELLUNG
Wenn ätherisches Öl verwendet wird, dieses mit Oliven- oder Sonnenblumenöl in einer kleinen Schüssel verrühren. Salz und Bentoniterde in einer zweiten kleinen Schüssel vermischen und das Öl einrühren.

Die Mischung direkt verwenden. Wenn größere Mengen auf Vorrat zubereitet werden, in einen luftdicht schließenden Behälter füllen. Kühl und dunkel gelagert hält sich das Badesalz bis zu 6 Monate, sofern kein Wasser hineingelangt.

ANWENDUNG
Die Mischung ins Badewasser geben. Eintauchen und entspannen!

BADEÖL FÜR DEN SOMMER

Es mag vielleicht seltsam klingen, aber ein heißes Bad im Sommer kann unheimlich erfrischend und entspannend sein – beispielsweise, wenn Sie Ihren Heimweg nach der Arbeit in warmen, stickigen Bussen verbringen. Dieses einfache und leichte Badeöl spendet Feuchtigkeit und hinterlässt eine gepflegte sowie herrlich duftende Haut.

FÜR 1 BAD

2 EL Jojobaöl
1 EL Kokosöl
5 Tropfen ätherisches Mandarinenöl
5 Tropfen ätherisches Jasmin-Absolue
optional: einige frische Blütenblätter

HERSTELLUNG

Die Öle in einer kleinen Schüssel mischen. Festes Kokosöl brauchen Sie nicht erst zu schmelzen. Verrühren Sie es einfach kräftig mit einem Löffel – so wird es sofort weich.

Das Badeöl direkt verwenden oder in einen luftdicht schließenden Behälter füllen. Kühl und dunkel gelagert hält sich das Öl bis zu 6 Monate.

ANWENDUNG

Ein warmes Bad einlassen und das Öl bei laufendem Wasser hineingeben. Falls verwendet, frische Blüten dazugeben. Eintauchen und genießen! Seien Sie vorsichtig, wenn Sie die Wanne verlassen, da der Boden durch das Öl rutschig werden kann. Ein anschließendes Eincremen ist nicht nötig.

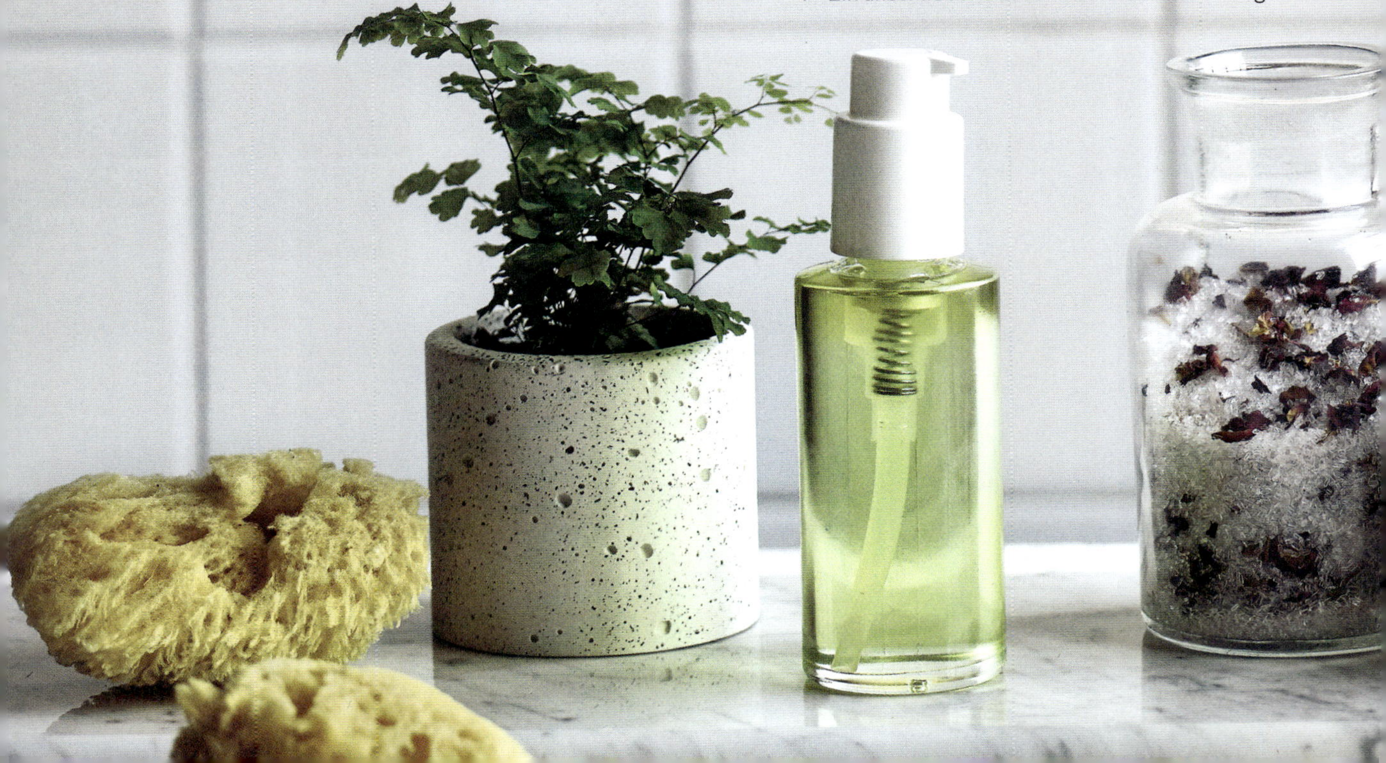

BADEÖL FÜR DEN WINTER

Es gibt nichts Schöneres, als nach einem kalten Wintertag in ein heißes Bad zu steigen, um die Kälte zu vertreiben. Diese einfache Mischung enthält pflegendes Mandelöl, das mit viel Vitamin E die trockene, durch Wetter und Heizungsluft strapazierte Haut mit Feuchtigkeit versorgt. Ätherische Öle aus Myrrhe und Weihrauch wirken heilend, regenerierend und verbreiten mit ihrem holzigen Aroma weihnachtliche Stimmung.

FÜR 1 BAD

3 EL Mandelöl
6 Tropfen ätherisches Myrrheöl
4 Tropfen ätherisches Weihrauchöl

HERSTELLUNG

Mandelöl und ätherische Öle in einer kleinen Schüssel verrühren.

Das Badeöl direkt anwenden oder in einen luftdicht schließenden Behälter füllen. Kühl und dunkel gelagert hält sich das Öl bis zu 6 Monate.

ANWENDUNG

Ein warmes Bad einlassen und das Öl bei laufendem Wasser hineingeben. Eintauchen und genießen! Seien Sie vorsichtig, wenn Sie die Badewanne verlassen, da der Boden durch das Öl rutschig werden kann. Die intensive Pflegewirkung macht ein anschließendes Eincremen überflüssig.

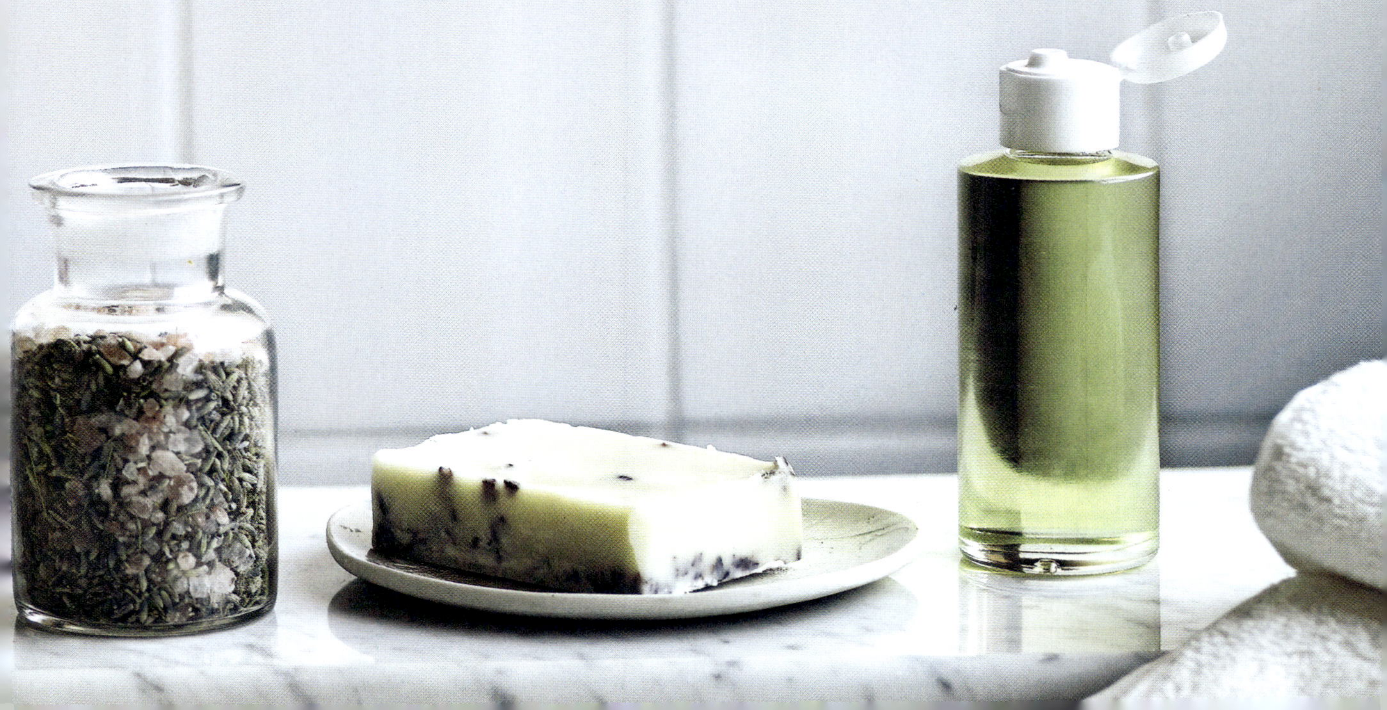

ERFRISCHENDES BADEÖL MIT EUKALYPTUS & OLIVE

Dieses simple Badeöl ist einfach herrlich – insbesondere, wenn Sie sich unwohl und schlapp fühlen. Eukalyptusöl befreit und erfrischt den Geist, während Olivenöl in die Haut eindringt und sie samtweich pflegt.

Weitere ätherische Öle, die eine erfrischende Wirkung entfalten, sind Pfefferminze, Grüne Minze und Teebaumöl.

FÜR 1 BAD

3 EL Olivenöl
10 Tropfen ätherisches Eukalyptusöl

HERSTELLUNG

Die Öle in einer kleinen Schüssel verrühren.

Direkt verwenden. Wenn größere Mengen auf Vorrat zubereitet werden, in einen luftdicht schließenden Behälter füllen. Kühl und dunkel gelagert hält sich das Öl bis zu 4 Monate.

ANWENDUNG

Ein warmes Bad einlassen und das Öl bei laufendem Wasser in die Wanne geben. Eintauchen und entspannen! Seien Sie vorsichtig, wenn Sie die Badewanne verlassen, da der Boden durch das Öl rutschig werden kann.

BADETEE MIT HAFER

Haferflocken sind für ihre positiven Eigenschaften bekannt – sie wirken entzündungshemmend, beruhigen trockene, gereizte und juckende Haut und mildern Rötungen. Die enthaltene Stärke bewahrt außerdem Feuchtigkeit in der Haut. Viele Menschen fügen ihrem Badewasser feinst gemahlene Haferflocken zu (sie können mit der Küchenmaschine selbst gemahlen werden), um damit einer Reihe von Hautproblemen wie Ekzemen oder Schuppenflechte zu begegnen. Wenn Sie die Vorteile des Hafermehls für die Hautpflege nutzen möchten, aber nicht direkt darin baden möchten, ist dieser Badetee eine tolle Lösung.

Sie benötigen einen befüllbaren Teefilter, idealerweise mit Tunnelzug. Den Filter mit fein gemahlenen Haferflocken befüllen und verschließen. Beim Einlassen des Bads den Beutel unter den Wasserstrahl hängen oder halten – das Wasser wird eine milchige Farbe annehmen. Eintauchen und entspannen! Sie können auch besonders trockene Hautpartien mit dem Teebeutel abreiben oder ein großflächiges Peeling damit vornehmen. So wird die Haut samtig weich und geschmeidig.

Um den Peeling-Effekt zu unterstützen und die Haut mit vielen Antioxidantien zu versorgen, ergänzen Sie das Hafermehl noch durch etwas losen Grüntee oder Kamillentee. Sie können auch getrocknete Rosen- oder Lavendelblüten hinzufügen. Lassen Sie Ihrer Kreativität freien Lauf – bereiten Sie Teebeutel mit unterschiedlichem Inhalt in verschiedenen Farben auf Vorrat zu und lagern Sie sie in einem großen Glas neben der Badewanne.

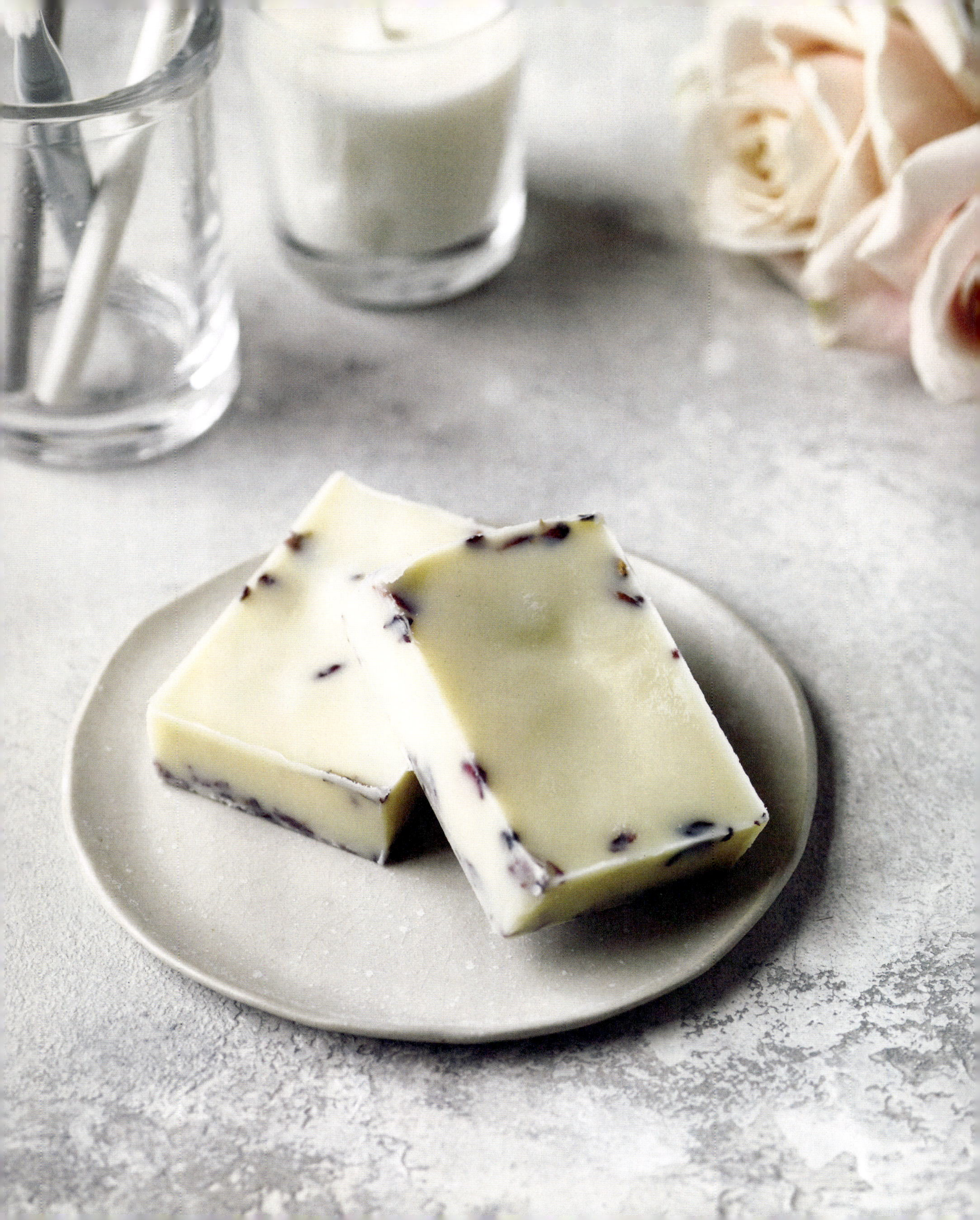

PEELING-RIEGEL MIT ROSENBLÜTEN

Diese Baderiegel sind einfach wunderbar – gleiten Sie in der Badewanne damit einfach über die Haut und spüren Sie die peelende Wirkung von Bittersalzen und Natron, während Sheabutter und Kokosöl Feuchtigkeit spenden und samtweich pflegen. Mit eingestreuten Rosenblüten sehen die Baderiegel dazu auch noch hübsch aus.

FÜR 2 RIEGEL

8 EL Sheabutter
2 EL Kokosöl
2 EL Natron
1 EL Bittersalz
2 EL getrocknete Rosenblüten
optional: 15 Tropfen ätherisches Öl (siehe Seite 14) – z. B. Rose, Zitronengras oder Lavendel

Sie benötigen außerdem 2 eckige Seifenformen aus Silikon.

HERSTELLUNG

Sheabutter und Kokosöl im Wasserbad bei kleiner Hitze schmelzen (siehe Seite 11). Vom Herd nehmen und 15 Minuten abkühlen lassen (aber nicht so lange, dass die Mischung fest zu werden beginnt). Dann die restlichen Zutaten einrühren. Die Silikonformen zum leichteren Transport auf ein Backblech stellen, die Mischung hineingeben und mindestens 4 Stunden kalt stellen, bis die Riegel fest sind. Aus der Form nehmen und in einen luftdicht schließenden Behälter geben.

Die Baderiegel bei wärmeren Temperaturen im Kühlschrank lagern. Sie halten bis zu 6 Monate, sofern sie nicht in Kontakt mit Wasser kommen.

ANWENDUNG

Die Haut in der Badewanne oder unter der Dusche mit dem Riegel in kreisförmigen Bewegungen massieren und anschließend abspülen.

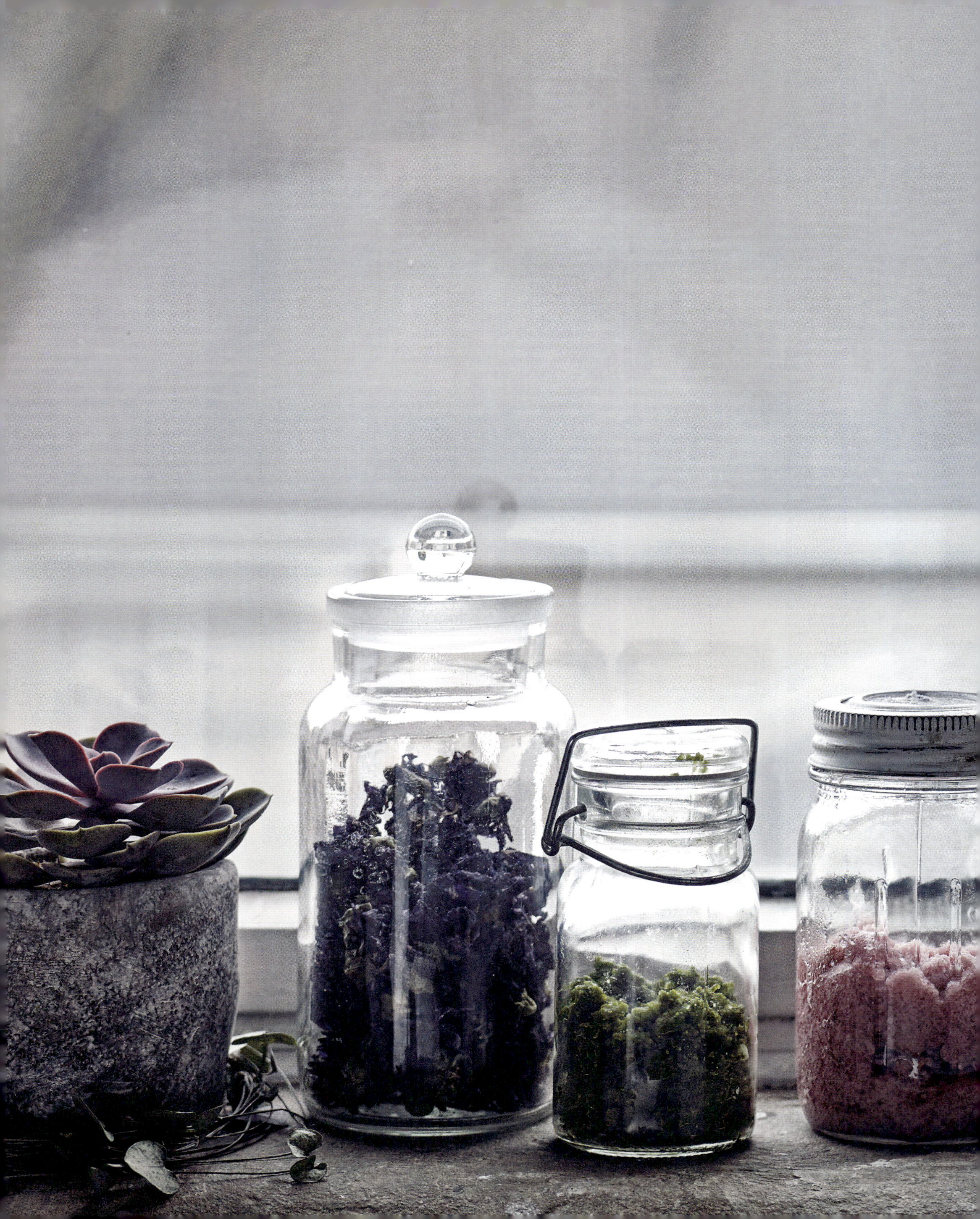

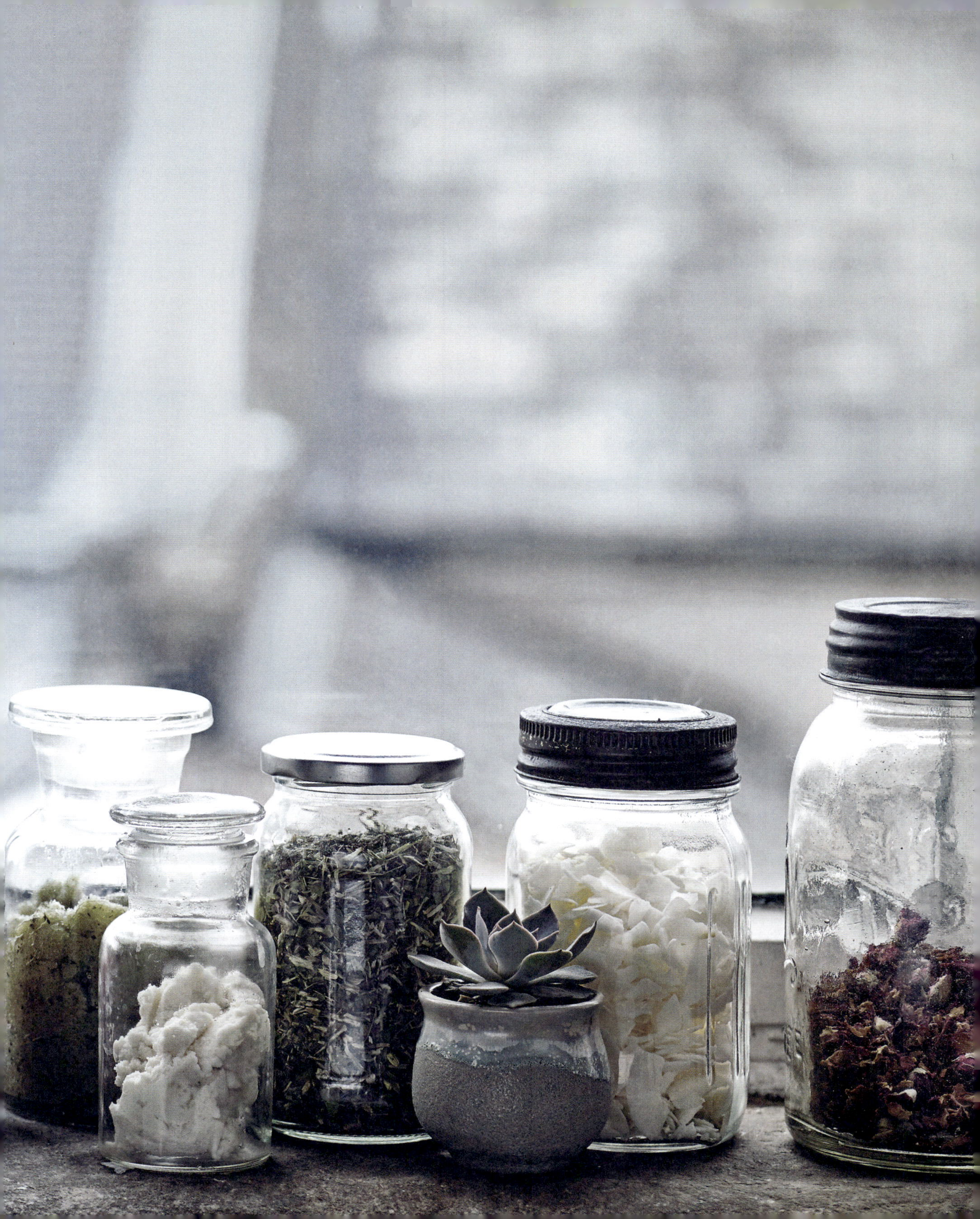

BEZUGSQUELLEN

Das Thema Nachhaltigkeit hat längst Einzug in die Welt der Kosmetik gehalten. Dementsprechend groß ist das Angebot an Produkten, die dem verantwortungsbewussten Umgang mit natürlichen Ressourcen Rechnung tragen.

Man muss aber nicht unbedingt auf Fertigprodukte zurückgreifen, denn Cremes und andere Produkte lassen sich wunderbar selbst herstellen. So können Sie Ihrer Kreativität freien Lauf lassen und wissen obendrein genau, was drinsteckt.

Das dafür notwendige Material finden Sie nicht nur in Biomärkten und Reformhäusern, sondern auch bei spezialisierten Online-Händlern. Letztere bieten eine breite Palette an einwandfreien kosmetischen Rohstoffen und Arbeitswerkzeugen sowie hilfreiche Tipps und Tricks.

DEUTSCHLAND

www.alexmo-cosmetics.de

www.behawe.com

www.dragonspice.de

www.ecco-verde.de/extras/rohstoffe-zum-selbermachen

www.manske-shop.com

www.olionatura.de

ÖSTERREICH

https://shop.art-of-beauty.at/

https://www.diebrise.at/

https://www.kosmetikmacherei.at/

https://www.kosmetik-manufaktur.at/

https://www.naturkosmetik-werkstatt.at/

SCHWEIZ

https://www.armonia-shop.ch/

https://www.dreiangel.ch/

www.heilpflanzen-atelier.ch

https://spinnrad.ch/

REGISTER

DANKSAGUNG

An alle, die mich auf dieser Reise begleitet haben, vom Blog über die Marke bis hin zu diesem Buch: danke! Ohne euch wäre all das nicht möglich gewesen. Danke an Al, Amy, Issy, Tilda, Mama und Papa für die bedingungslose Unterstützung – und an Lara, Ella und Honor für eure unermüdliche Hilfe bei der Eröffnung unseres Ateliers auf der Ladbroke Grove Road. Danke Rod und Elaine, die beständigen Quellen der Weisheit. Danke Miranda dafür, dass du an mich glaubst. Danke Rosy, Jacqui, Christina und Tara. Danke an das ganze Team von Octopus – Kate, Jaz, Leanne und Nassima – für die Produktion dieses wunderschönen Buches. Und danke dir, Sam, für alles zu jeder Zeit.